Werkboek deel 1

"De fysiotherapeutische behandeling"

Het vaststellen en uitvoeren van de fysiotherapeutische behandeling

D1730137

deel 1 Actieve oefentherapie
regio Onderste extremiteit

Colofon

Uitgever:

Transferpunt Vaardigheidsonderwijs.

Postadres:

Skillslab Rijksuniversiteit Limburg,
Postbus 616,
6200 MD Maastricht.
Telefoon: 043 - 38 81 774
Telefax: 043 - 36 70 199

Medewerkers Transferpunt:

Kees van Meer, Hogeschool Nijmegen, projectleider.
Annita Strijbos, Lerarenopleiding Verpleegkunde, Hogeschool Nijmegen.
Pie Bartholomeus, Skillslab, Rijksuniversiteit Limburg.
Louk Hollands, Verplegingswetenschap, Rijksuniversiteit Limburg.

Vormgeving:

Grafisch Ontwerp Bureau,
Hetty Creemers,
Maastricht.

Drukwerk:

Unigraphic R.L.,
Maastricht.

ISBN: 90-5475-029-4

Inhoudsopgave

Plaatsbepaling

Voor u ligt een leerboek over de fysiotherapeutische behandeling. Er bestaat ook een videoproduktie die de werkwijze illustreert.

In dit boek wordt het handelingsverloop beschreven vanaf het moment dat de fysiotherapeutische diagnose is gesteld en bewegingstherapie in overweging wordt genomen. We beperken ons hier tot de behandeling van klachten aan de onderste extremiteiten. In dit boek zijn zogenaamde huiswerkoefeningen opgenomen. Het handelingsverloop is aangeduid met de term behandelingsprotocol of macro-systematiek en richt zich op het selecteren, aanbieden en aanpassen van oefeningen. Vanuit een gegeven fysiotherapeutische diagnose kan voor de betreffende klacht uit een arsenaal van oefeningen de meest adequate worden geselecteerd en worden aangepast aan de patiënt en diens situatie. Onderhandelen over het behandelplan met de patiënt, instrueren van oefeningen aan de patiënt en begeleiding van de patiënt bij het opvolgen van de instructies komen eveneens aan de orde. Door het volgen van het protocol van de macro-systematiek leert men zelfstandig beslissingen te nemen en deze ook ten uitvoer te brengen. De rationale van deze systematiek wordt besproken op pag. 7 & 8.

Verder biedt het boek basisoefenvormen in de vorm van gestandaardiseerde stappenschema's. Dit noemen we de micro-systematiek. De oefeningen lenen zich voor toepassing in de thuissituatie van de patiënt. De overwegingen voor de keuze van het aantal en de soort oefeningen én de achtergronden van de protocollaire opbouw, worden toegelicht op pag. 43 e.v. De mogelijkheid tot transfer van vaardigheden is een belangrijk uitgangspunt geweest bij de keuze van de oefeningen. Ze zijn voor verschillende patiëntgroepen in verschillende situaties toepasbaar.

De oefeningen in het onderdeel micro-systematiek kennen een protocollaire opbouw, die ervoor zorgt dat het bedoelde therapeutische effect een maximale kans van slagen heeft. Deze opbouw draagt tevens bij aan het versterken van het leereffect bij de patiënt. En de kans op therapietrouw wordt hierdoor vergroot.
Door het protocol van de micro-systematiek te volgen leert de student enerzijds oefeningen op een zodanige wijze te instrueren dat ze een optimaal therapeutisch effect tot gevolg hebben. Anderzijds krijgt de patient een instrument in handen om zelfstandig nieuwe situaties (veranderingen in zijn klachten bijvoorbeeld) aan te pakken.

Kortom: In dit boek wordt een protocol beschreven voor het selecteren, instrueren en aanpassen van zogenaamde huiswerkoefeningen. In het vervolg van dit boek zijn standaarden voor mobiliserende en spierversterkende oefeningen opgenomen voor de onderste extremiteiten, bestemd voor toepassing in de thuissituatie van de patiënt.

Dit boek is niet bedoeld om oefeningen aan te leren, zoals in een cursus oefentherapie. Hier staat het leren toepassen van oefeningen in een behandelsituatie voorop. Om dit leerproces effectief en efficiënt te laten verlopen hebben we ons aangesloten bij recente onderwijskundige opvattingen. Deze opvattingen * zijn in de opbouw van het boek duidelijk zichtbaar.

-   In de eerste plaats gaat het om het probleemgeoriënteerde karakter van het leerproces. Elk onderdeel start met een concreet probleem; in dit geval een casus. Dit helpt om te leren op basis van inzicht kennis toe te passen in nieuwe situaties in plaats van het louter reproduceren van vaardigheden.

-   In de tweede plaats besteden we aandacht aan het vormen van een cognitief schema bij de student, ondermeer bevorderd door de protocollaire opzet van het boek (gestandaardiseerde denk- en doe-stappen) en door de inleidende studie-opdrachten bij elk onderdeel.

-   Naast het vormen van cognitieve schema's wordt in de derde plaats veel nadruk gelegd op het laten ontstaan van handelingsschema's. Dit wordt gewaarborgd door het veelvuldig oefenen in variërende situaties.

-   Ten vierde vindt het leren plaats door te oefenen met simulatiepatiënten in realiteitsgetrouwe situaties. Door te werken met simulatiepatiënten wordt men gedwongen oplossingen te bedenken bij onverwachte problemen. Deze problemen worden bewust gecreëerd door in de rollen variaties in klachten, persoonskenmerken, situaties, etc. aan te brengen. Door dit oefenen in variërende situaties wordt men beter voorbereid op de praktijk. Ook de toetsing vindt plaats met behulp van simulatiepatiënten.

-   Tot slot vereist de gehanteerde opzet een maximale zelfwerkzaamheid van de student.

Bij het schrijven van dit leerboek hebben we ons een aantal taken gesteld. Het ging om het ontwerpen van een stappenschema voor het besluitvormings- en handelingstraject ** dat de fysiotherapeut doorloopt bij het kiezen, aanbieden en aanpassen van een behandeling. In dit geval is het schema gericht op een fysiotherapeutische behandeling m.b.v. huiswerkoefeningen. In het stappenschema is bovendien uitdrukkelijk rekening gehouden met het leerproces dat de patiënt doorloopt. En er zijn in het traject stappen opgenomen die compliance (therapietrouw) bevorderen.
In het vervolg van het boek is een aantal exemplarische oefeningen opgenomen. Ook hiervoor hebben we een standaard stappenschema ontwikkeld dat eveneens recht doet aan het leerproces van de patiënt.
Tenslotte is een aantal onderwijskundige uitgangspunten van belang. Het ontwikkelen van het vermogen tot zelfstandig leren wordt ondermeer bevorderd door de betreffende vaardigheden zoveel mogelijk te standaardiseren.

Nu is standaardisatie alléén niet voldoende om complexe probleemsituaties te lijf te gaan. Er dienen ook realiteitselementen in het onderwijs te zijn opgenomen om complexe vraagstukken op te lossen. Dit gebeurt door simulatiepatiënten in te zetten.

N.B. Dit boek is in verschillende fases van de opleiding fysiotherapie te gebruiken. Dit wordt mogelijk gemaakt door de complexiteit van de gebruikte casuïstiek te variëren, een aantal stappen in het protocol wel of niet te laten nemen en het aantal en de aard van de oefeningen te laten variëren.

Nijmegen 1994,
H. van Enck (fysiotherapeut/onderwijskundige)
M. Maas (fysiotherapeut)
P. Biermans (psycholoog)

---

*   Voor een uitvoerige uiteenzetting raadplege men:
-   P. Biermans, M. Maas, H. van Enck, Werkboek "De fysiotherapeutische anamnese", Docentenhandleiding, Transferpunt Vaardigheidsonderwijs, Maastricht 1993.
-   P. Biermans, H. van Enck, "Vaardigheden leren in een Skills-laboratorium", FysioPraxis (7), april 1994, pag. 14-18.

**   Het gaat hier niet om "manuele" handelingen, maar om het instrueren van de patiënt, het onderhandelen met de patiënt, over de aard van de oefeningen en het aantal én over de aanpassingen die vereist zijn.

Deel 1   Macro-systematiek

Verantwoording macro-systematiek

Het behandelingsprotocol of de macro-systematiek is een stappenschema dat het fysiotherapeutisch besluitvormings- en handelingsproces* structureert in de tijd. Dit stappenschema bestaat uit drie rubrieken en vindt zijn vertrekpunt in de fysiotherapeutische diagnose. Deze diagnose is geformuleerd in termen van belasting en belastbaarheid. De bouwstenen ervan, de diverse somatische, psycho-sociale en sociaal-maatschappelijke factoren die de klachten van de patiënt beïnvloeden, zullen voor een belangrijk deel de keuze van een bewegingstherapeutische maatregel en de wijze waarop deze aan de patiënt wordt aangeboden, bepalen. Deze wijze van diagnostiseren, ook wel aangeduid met de term belasting-belastbaarheidsanalyse, is uitgewerkt in het Werkboek "De fysiotherapeutische anamnese" **. Daarom hebben we de macro-systematiek in dit boek laten voorafgaan door een rubriek "Kenmerken van de patiënt". De student moet zich rekenschap geven van de concrete somatische en niet-somatische factoren, die bij de patiënt in kwestie de klachten op kenmerkende wijze beïnvloeden. In schema ziet het totale behandelingsprotocol er dan als volgt uit:

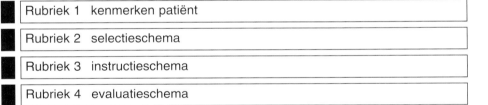

Rubriek 1   kenmerken patiënt
Rubriek 2   selectieschema
Rubriek 3   instructieschema
Rubriek 4   evaluatieschema

Op basis van de uitkomsten van de belasting-belastbaarheidsanalyse zal gezocht moeten worden naar oefeningen die voor deze patiënt in zijn concrete situatie het meest aangewezen zijn. Dit selectieproces vindt plaats met behulp van rubriek 2.

Deze rubriek is geconstrueerd rondom selectiecriteria die betrekking hebben op, of zijn afgeleid van:
- de fysiotherapeutische diagnose,
- kinesiologische principes,
- motorische en sociale leertheorieën,
- compliance theorieën.

Door de stappen van rubriek 2 te volgen, wordt de student gedwongen rekening te houden met de patiëntgegevens die afkomstig zijn uit anamnese en onderzoek.

Daarnaast zal hij zich rekenschap moeten geven van de kinesiologische eigenschappen van bewegingen en van de wijze waarop mensen bewegingen aanleren volgens de bevindingen van motorische en sociale leertheorieën.
Per slot van rekening staat de student voor de opdracht de oefeningen zodanig te kiezen en aan te passen dat de kans, dat de patiënt deze ook uitvoert en volhoudt, zo groot mogelijk is. Rubriek 2 biedt een houvast bij dit lastige keuzeproces. Na afloop zijn er één of meerdere oefeningen geselecteerd die theoretisch maximaal aansluiten bij de specifieke situatie van de betreffende patiënt.
Nu zullen de oefeningen aan de patiënt gepresenteerd moeten worden en in de praktijk worden beproefd.

In rubriek 3 wordt een begin gemaakt met het onderhandelen met de patiënt. Het protocol is zo opgezet dat de informatie op een planmatige wijze aan de patiënt wordt verstrekt. De informatie moet zodanig worden aangeboden dat de patiënt deze ook begrijpt en kan onthouden. In het contact met de patiënt dient de student bewust te werken met leerprincipes en met principes die zijn afgeleid van compliance theorieën. Hierdoor wordt de kans dat de patiënt de oefening(en) op de korte termijn daadwerkelijk toepast optimaal.

Rubriek 4, het evaluatieschema, biedt een handleiding voor het aanpassen van de oefeningen nadat de patiënt zijn eerste ervaringen heeft opgedaan. Ook hier is sprake van een onderhandelingsmoment met de patiënt. Een belangrijke onderdeel is het op een open, niet bedreigende wijze inventariseren van de belemmeringen die de patiënt heeft ondervonden bij de uitvoering van de oefeningen. Dan kunnen fysiotherapeut en patiënt samen op zoek gaan naar passender alternatieven. Het stimuleren van de patiënt tot het leveren van een eigen inbreng is een waarborg voor compliance op de lange termijn. De basishouding van de fysiotherapeut, welke in het Werkboek ** is aangeduid met de term participatiemodel, wordt hier expliciet zichtbaar gemaakt. En er wordt wederom een beroep gedaan - niet alleen op de creativiteit in het aanpassen van oefeningen - op de verworven inzichten over de aard van de klachten en de situatie waarin de patiënt verkeert.
In deze rubriek wordt tenslotte expliciet aandacht besteed aan het afsluiten van de fysiotherapeutische behandeling.

---

*   Daaronder worden zowel de instructies aan de patiënt als de onderhandeling over het aantal, de aard en de vereiste aanpassingen van de oefeningen verstaan.

**   P. Biermans, M. Maas, H. van Enck, Werkboek "De fysiotherapeutische anamnese", Transferpunt Vaardigheidsonderwijs, Maastricht 1993.

Inleidende studie-opdrachten

1 Uit onderzoek blijkt dat na een jaar, minder dan 25% van de patiënten die een bezoek brachten aan huisarts en fysiotherapeut, exact weet wat hen destijds door deze hulpverleners werd geadviseerd in de vorm van leefregels. Hoe zou dat komen, denk je?

2 Een bekende Nederlandse tennisser was enige maanden uit de roulatie door een blessure. Meteen na zijn herstel won hij het eerste internationale toernooi waarvoor hij zich had ingeschreven. Hij had zich onderworpen aan een intensieve medische en sporttechnische begeleiding. Bovendien had de trainer zijn pupil voorgeschreven iedere dag een aantal video's van belangrijke tenniswedstrijden te bekijken. De winst op het toernooi werd door beiden mede toegeschreven aan het bekijken van de video's. Denk je dat dit terecht is? Zo ja, hoe verklaar je het effect van visuele beelden op het tennissucces?

3 Voor een adequate uitvoering van behandelvormen, gericht op mobiliseren en spierversterken, is kennis van anatomie en kinesiologie onontbeerlijk.
   a Bestudeer de anatomische ligging van de heupspieren en de spieren van het bovenbeen. Zoek vervolgens de verschillende spieren op in een atlas van de anatomie (1 & 2).

   b Bestudeer de anatomie van het heupgewricht en zoek de betreffende structuren op in je anatomie-atlas (1 & 2).

   c Stel vast wat de verschillende bewegingsuitslagen van het heupgewricht zijn. Neem vervolgens de gevonden bewegingsuitslagen praktisch met elkaar door. Betrek daarbij tevens een analyse gericht op de assen en vlakken waarbinnen de verschillende bewegingen van het heupgewricht plaatsvinden (3).

4 Voor een adequate uitvoering is ook kennis van spierfysiologie en propriosensoriek van groot belang.
   a Bestudeer de functie en de structuur van het skeletspierweefsel. Probeer op basis van deze informatie een eerste beeld te vormen van de effecten op de bouw van de spier van mobiliseren en spierversterken (4).

   b Bestudeer functie en structuur van de verschillende propriosensorische informatiebronnen, t.w. de gewrichtssensoren, spierspoelen en peessensoren. Na afloop dien je in eigen woorden te kunnen samenvatten wat de betekenis is van de verschillende propriosensoren voor houding en beweging van de heup en onderste extremiteiten (4).

Aanbevolen literatuur

1 A.H.M. Lohman, Vorm en Beweging, Bohn Scheltema en Holkema, Houten/Antwerpen 1990.
2 W. Kahle et al, Sesam atlas van de anatomie, deel 1, Bosch en Keuning, Baarn 1982.
3 A.J.F. Mink et al, Extremiteiten, functie-onderzoek en manuele therapie, Bohn, Stafleu/Van Loghum, Houten/Zaventem 1990.
4 J.A. Bernards, L.N. Bouman, Fysiologie van de mens, Bohn, Stafleu/Van Loghum, Houten/Zaventem 1988.

Inleiding op rubriek 1

Kenmerken patiënt

Rubriek 1 vormt de afsluiting van de anamnese en het onderzoek. Deze rubriek is opgenomen omdat men de gegevens uit anamnese en onderzoek verkregen, nodig heeft, alvorens een behandeling in te kunnen stellen. Nadat met behulp van rubriek 1 de onderzoeksgegevens op een rij zijn gezet, volgen de protocollaire stappen om tot een beslissing over de behandeling te komen (rubriek 2 Selectieschema). Rubriek 2 vormt dus het eigenlijke begin van de macro-systematiek. Voordat men een begin maakt met de macro-systematiek zullen telkens de noodzakelijke patiëntgegevens moeten worden vastgesteld.

Studie-opdracht

Bestudeer het protocol, de doelstellingen en de toelichting van rubriek 1 en pas vervolgens het protocol toe op de onderstaande casus.

Dirk

Dirk de Vaan is 39 jaar en speelt al vanaf zijn tiende jaar voetbal. Op zijn vijftiende werd hij gevraagd als keeper. Sindsdien heeft hij zich daar op toegelegd. Dat past ook wel een beetje bij zijn aard. Vanuit het doel kan hij het spel dirigeren. Dirk is primair reagerend en opvliegend van aard. Vooral als hij merkt dat er oneerlijkheid en onrechtvaardigheid "in het spel is". In ieder geval houdt hij zijn mening niet snel voor zich. Hij bemoeit zich niet alleen graag met het spel van zijn ploeg, maar ook met dat van de tegenstanders. Dat leidt soms tot aanvaringen met gezagsdragers zoals de scheidsrechter of zijn eigen trainer. Hij heeft wel eens een reprimande gehad van zijn trainer: "De jongens worden onrustig als jij zo tekeer gaat in het doel. Je zou je wat meer op de achtergrond moeten houden!" Die reprimande was Dirk behoorlijk in het verkeerde keelgat geschoten. De opmerkingen die hij vanuit zijn doel naar voren geschreeuwd had waren terecht. Het ging er in die wedstrijd behoorlijk tam aan toe en dat was iets waar Dirk een hartgrondige hekel had. Dirk staat bekend als een "harde" jongen. Hij vindt niet alleen dat er fanatiek en hard gespeeld en getraind moet worden, hij vindt gezelligheid ook heel belangrijk. Hij is altijd wel te vinden voor een geintje. Daar hoort het provoceren van de tegenstander en de scheidsrechter ook bij.
Dirk had altijd fanatiek getraind en gespeeld tot het laatste seizoen. Dat was de trainer opgevallen. Toen deze hem tussen neus en lippen vroeg wat er aan de hand was, had hij hem bits toegevoegd dat hij het de laatste tijd veel te druk had. Waar bemoeide die vent zich mee?! Maar er was veel meer aan de hand.

In de eerste plaats vond hij het voetballen lang zo leuk niet meer als vroeger. De mentaliteit was veranderd. Er werd slap gespeeld en getraind en er was veel onderlinge kritiek. In andere situaties zou Dirk allang gestopt zijn. Omdat hij al zo lang voetbalde en er nog een paar oude bekenden in zijn team zaten, vond hij het moeilijk om zo maar abrupt weg te lopen. Daarnaast had hij het behoorlijk druk met zijn werk gekregen. Van beroep hovenier bij een groot hoveniersbedrijf, wordt hij na vijf uur en in het weekend vaak gevraagd om tuinen bij te houden. Vroeger had hij niet zoveel behoefte aan deze extra klussen, maar de laatste tijd houdt hij deze klanten warm omdat hij erover denkt voor zichzelf te beginnen. Ook op zijn werk loopt het de laatste tijd niet zo lekker. Er is een nieuwe directeur gekomen waarmee hij het niet zo goed kan vinden. Bovendien heeft hij het altijd wel een beetje beneden zijn waardigheid gevonden om bevelen op te volgen. Tot nu toe heeft hij daar weinig last van gehad, want hij werd beschouwd als een goede vakman. Zijn vorige baas stond open als het ging om ideeën en initiatieven. Nu hij zich bezighoudt met de vraag of hij voor zichzelf zal beginnen, voelt hij zich onrustig en onder druk staan. Hij is tenslotte al 40. Redt hij het wel om er een bloeiend bedrijf van te maken? En als het mislukt, zal hij dan nog een behoorlijke baan kunnen vinden?

Onlangs heeft Dirk tijdens een oefenwedstrijd een forse blessure opgelopen. Het was tijdens een tamme wedstrijd waarin hij niet veel te doen had, maar waarin hij zich behoorlijk had staan opwinden. Tijdens de pauze hadden verschillende spelers en de trainer hem te verstaan gegeven dat hij zich rustig moest houden. Dirk had zijn woede verbeten en was na de rust in zichzelf mopperend naar zijn doel vertrokken. Even later gebeurde het. Een lage stuiterbal in de richting van zijn doel.....een verkeerd getimede sliding.......doelpunt. Dirk werd met een liesblessure het veld afgedragen. Dezelfde blessure als twee jaar geleden. Na enkele dagen is de pijn behoorlijk afgezakt. Met een verwijzing van de huisarts, "pijn en stijfheid in lies na sporttrauma", komt Dirk bij de fysiotherapeut. Deze constateert dat Dirk zijn linkerbeen ontziet. Hij belast het been kort en wikkelt de voet nauwelijks af. Bij het gaan zitten valt op dat Dirk het linkerbeen voor zich uitgestrekt houdt. De voornaamste klacht is een linkerheup die zo stijf als een plank aanvoelt. Hij heeft bijvoorbeeld moeite om in de auto te stappen. Ook het strikken van de veters van zijn schoenen vormt een probleem. Over sporten denkt hij voorlopig maar niet.

Rubriek 1 kenmerken patiënt

Deze rubriek sluit direct aan op de anamnese en het onderzoek. De antwoorden op de items in deze rubriek kunnen pas gegeven worden als het volledige onderzoek is uitgevoerd.

Rubriek 1 kenmerken patiënt
1.1   het formuleren van de fysiotherapeutische diagnose
1.2   het maken van een belasting-belastbaarheidsanalyse
1.3   het formuleren van de behandeldoelstellingen

Rubriek 2 selectieschema

Rubriek 3 instructieschema

Rubriek 4 evaluatieschema

Rubriek 1

1.1 Formuleer op basis van de hoofdklacht van de patiënt en je eigen onder-
zoeksbevindingen je (voorlopige) fysiotherapeutische diagnose in termen
van stoornis, beperking en handicap.

1.2 Maak een analyse van de relatie belasting-belastbaarheid op basis van de
volgende punten:

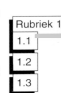

1.2.1   rubriceer somatische, psychosociale en sociaal-maatschappelijke
factoren die de hoofdklacht van de patiënt direct beïnvloeden;

1.2.2   analyseer op welke wijze deze belastende factoren de hoofdklacht
van de patiënt beïnvloeden;

1.2.3   stel vast in hoeverre belastende factoren kunnen worden weggenomen; kan dat niet:

1.2.4   stel dan vast welke aanpassingen nodig zijn, rekening houdend
met het huidige niveau van belastbaarheid.

1.3 Formuleer op basis van 1.2 de fysiotherapeutische behandeldoelstellingen
op korte en (middel)lange termijn (werkhypothese) en maak een keuze
voor de soort in te zetten middelen.

Doelstellingen

a   Het analyseren en objectiveren van belastende factoren, voor zover deze invloed hebben op de hoofdklacht van de patiënt.

b   Het formuleren van behandeldoelstellingen op korte en middellange termijn, vertaald in concreet gedrag.

Rubriek 1

1.1

1.2

1.3

Toelichting

ad a/b In dit protocol worden de stappen beschreven die nodig zijn om tot een adequate behandelingskeuze en begeleidingsstrategie te komen. Dit protocol volgt op het fysiotherapeutisch onderzoek aan het einde van het eerste patiënt-therapeut contact. Gezien het cyclisch karakter van het onderzoek kan dit protocol ook op ieder later tijdstip worden toegepast.

In deze eerste rubriek richten wij ons ondermeer op het vaststellen van het niveau van stoornis en beperking. Het niveau van stoornis is inmiddels voldoende gedefinieerd. Nadrukkelijk wordt het niveau van beperking hierbij betrokken.

Juist in het omschrijven van het beperkingsniveau kan de integrale benadering zichtbaar worden gemaakt. (Beperking = iedere vermindering of afwezigheid van de mogelijkheid tot uitvoering van een voor de mens normale activiteit; zowel wat betreft de wijze als de reikwijdte van de uitvoering. Stoornis = iedere afwezigheid of afwijking van een psychologische, fysiologische of anatomische structuur of functie). Het niveau van beperking wordt bepaald door de aard en de uitgebreidheid van de stoornis. Zeker als sprake is van een stoornis die (in oorzakelijke zin) niet volledig oplosbaar is. Dat betekent in de dagelijkse praktijk dat het behandelplan vrijwel altijd op beide invalshoeken gericht dient te zijn.

Het vaststellen van de concrete invloed van belastende factoren op de hoofdklacht van de patiënt is niet eenvoudig en nauwelijks objectief te meten. Belastende factoren kunnen ondermeer voortvloeien uit omstandigheden in het werk, de gezinssituatie, de leeftijd of de ervaren ernst van de klacht. In sommige gevallen hebben ze ook betrekking op langer bestaande stoornissen die zich uiten in pijn of stijfheid. De belastbaarheid wordt overigens indirect vastgesteld door de effecten van belastende factoren te meten. De meeste van deze factoren zijn echter niet in een exacte maat uit te drukken. Men moet ze omschrijven. Naast omschrijvingen kan gebruik gemaakt worden van meetschalen die door patiënt en fysiotherapeut worden ingevuld.

De uitkomsten van de belasting-belastbaarheidsanalyse hebben zowel consequenties voor de therapiekeuze als voor de uitvoering van de therapie. De so-
matiek is het eerste aangrijpingspunt voor de therapiekeuze. Maar, met name
in de wijze waarop de therapie wordt gedoseerd èn in de wijze waarop bij de
uitvoering rekening wordt gehouden met de individuele omstandigheden van
de patiënt, spelen ook psychosociale en sociaal-maatschappelijke aspecten
een rol.

Integratie van al deze aspecten in de behandeling is van groot belang. Dit
gelet op de geformuleerde uitgangspunten met betrekking tot het gehanteerde
model van ziekte en gezondheid. Daarnaast is het belangrijk diverse gegevens
uit onderzoek en behandelplan vast te leggen. Op grond daarvan kan men
later de behandelresultaten vaststellen. Zo kunnen ook de effecten van verschillende fysiotherapeutische interventies met elkaar worden vergeleken.

Rubriek 1

1.1

1.2

1.3

Studie-opdrachten bij rubriek 2

Het selectieschema

1 Compensatiemechanismen treden ondermeer op wanneer een spier(groep) over onvoldoende lengte en/of kracht beschikt. De normale functie kan dan niet of onvolledig uitgevoerd worden.

   a - Analyseer welke compensatiemechanismen optreden tijdens het opkomen uit een stoel. Hierbij kan een heup niet verder dan 90° buigen. Wat is het effect als je met deze beperking uit een extra lage stoel opstaat?

     - Analyseer welke compensatiemechanismen optreden tijdens het gaan. Beide heupen hebben 20° retroflexiebeperking. Betrek met name de rug bij je analyse.

     - Analyseer welke compensatiemechanismen optreden als de patiënt een Trendelenburg demonstreert.

   b Ook pijn kan een goede reden vormen om bepaalde bewegingen aan te passen of zelfs te vermijden. Analyseer in dit kader hoe het looppatroon kan worden aangepast. Hierbij doet de heup bij volledige belasting (staan en gaan) erg pijn.

2 Doelgericht handelen is een van de kenmerken van normale motoriek. In de therapiesituatie spreken we van functioneel bewegen. Daarmee worden alle bewegingen bedoeld die een mens als zinvol ervaart. Bijvoorbeeld tijdens beroeps- of vrijetijdsactiviteiten. Vanuit een meer filosofische benadering is elke vorm van bewegen een uitdrukking van de wil. Iedere geplande actie wordt omgezet in een (functionele) vorm van bewegen om het doel van de geplande actie te realiseren. In de therapiesituatie worden, als voorbereiding daarop, meestal in eerste instantie afzonderlijke bewegingen aangeleerd.

   a Analyseer welke doelgerichte bewegingen, in relatie tot de heup, relevant zijn voor:

     - een keeper van een voetbalelftal;

     - een huisvrouw van middelbare leeftijd;

     - een huisschilder.

   b Doelgerichte bewegingen zijn onmisbaar bij het ontwikkelen van een "motorisch schema". Daarmee wordt bedoeld dat bewegingen zodanig in de hersenen worden opgeslagen, dat deze bewegingen geautomatiseerd worden (ingeslepen raken). Tevens heeft de persoon in kwestie alle gelegenheid zich volledig op het uiteindelijke doel van de beweging te concentreren.

     - Waarom zijn variatie en generalisatie zo van belang tijdens het geven van oefeningen (1)?

3 Binnen het kader van de zelfregulatietheorie worden patiënten gezien als actieve probleemoplossers. Op basis van hun beleving van de ziekte of de klacht kunnen zij zichzelf doelen stellen, acties ondernemen en resultaten evalueren (2). Met welke argumenten, ontleend aan deze theorie, zijn de stappen 2.2, 2.3, 2.4 en 2.5.1 uit het "selectieschema oefeningen" (pag. 23) te onderbouwen?

4 Volgens de sociale leertheorie hebben verwachtingen een grote invloed op het gevoel situaties onder controle te hebben (gevoelens van beheersing) (2 & 3). Wat is de relatie tussen verwachtingen en de zelfregulatietheorie?

5 Volgens de theorie van Bandura gaan mensen tot actie over als ze de overtuiging hebben zelf in staat te zijn het gewenste gedrag te ontwikkelen (doeltreffendheidsverwachting). Binnen het kader van het model van beredeneerde actie en de theorievorming rondom het fenomeen compliance, spreekt men van gedragsmogelijkheden (3, 4 & 5).

   a Bediscussieer met elkaar op welke manieren de fysiotherapeut de doeltreffendheidsverwachting van de patiënt en daarmee de kans dat deze een bepaalde oefening daadwerkelijk uit zal voeren, kan beïnvloeden.

   b Naast een lage doeltreffendheidsverwachting zijn er nog andere belemmeringen (denk bijvoorbeeld aan financiële middelen) die mensen verhinderen bepaalde acties te ondernemen. Dit ondanks het feit dat ze deze acties als adequaat beschouwen (m.a.w. ook al hebben ze een hoge resultaatsverwachting). Bedenk nog meer voorbeelden van belemmeringen die niet-medisch en niet-psychologisch van aard zijn.

6 Spierversterken kan op verschillende manieren en is ondermeer afhankelijk van:
- de functie van de betreffende spier;
- de bouw van de spier;
- de actuele kracht;
- de leeftijd;
- lichaamsbouw.

   a Wat zijn de consequenties voor de uitvoering van spierversterkende bewegingstherapie bij spieren met een dynamische, resp. statische functie? Beperk je tot de spieren in de heupregio.
      - Gelden deze consequenties in dezelfde mate voor spieren met een respectievelijk fasische en tonische functie? En voor spieren met explosieve, respectievelijk duurkrachtfunctie?

   b Het vaststellen van de kracht van een spier gebeurt meestal door het meten van de omvang of door het uitvoeren van een specifieke spierkrachttest.
      - Analyseer wat de gevolgen voor de functie van het heupgewricht zijn bij resp. spierkracht 2, 3 en 4 (indeling van Lovett). Beperk je daarbij tot de abductoren, de extensoren en de buikspieren.

c Spierversterkende effecten treden pas op als het adaptatieproces van de betreffende spier "tekort schiet" en er een vorm van overbelasting optreedt. Gemiddeld treedt dit effect op wanneer de spier gedurende enige tijd moet werken op 60-90 % van zijn maximale kracht.
  - Analyseer op welke wijze (het toenemen van) de leeftijd en het type lichaamsbouw voor individuele verschillen bij bovenstaande uitspraak zorgen.

d De meeste spieren zijn, functioneel gezien, actief in "gesloten ketens". Toch worden spierversterkende oefeningen vaak in een "open keten" toegepast.
  - Noem drie redenen waarom hiertoe besloten kan worden?

7 In de hulpverlening komt het nogal eens voor dat patiënten worden veroordeeld op grond van het feit dat ze bepaalde voorschriften blijkbaar niet willen opvolgen. Denk bijvoorbeeld aan stoppen met roken, het volgen van een dieet en het zich houden aan de opgegeven oefeningen. De verklaringen die patiënten aandragen om hun gedrag te rechtvaardigen worden dan ook vaak als smoesjes afgedaan.
  a Welke opvatting zijn de "compliance" theoretici toegedaan?

  b Hoe verhoudt zich de term "minimale effectiviteitsdrempel" tot deze opvatting (4)?

8 Beargumenteer de noodzaak van aandachtspunt 2.6 uit het "selectieschema oefeningen" (pag. 23): het bepalen van prioriteiten en het opstellen van een volgorde.

9 De frequentie en de dosering van oefenen worden door verschillende variabelen bepaald. In het algemeen gaat men er van uit dat kort, intensief oefenen, een aantal malen (3-5) per dag, het meeste resultaat zal opleveren. Deze stelregel dient aangepast te worden aan de mate van belastbaarheid van de patiënt (algemene en specifieke belastbaarheid) en aan de omstandigheden waaronder geoefend wordt. In welk opzicht moet de frequentie en dosering van oefenen aangepast worden, bij:
  - het toenemen van de leeftijd?
  - het toenemen van de actualiteit van de klachten?

Aanbevolen literatuur

1   B. van Cranenburgh, Neurotraining - De rol van het zenuwstelsel bij het leren van motorische vaardigheden. Jaarboek Fysiotherapie: B. van Cranenburgh et al (red), Bohn, Scheltema &Holkema, Utrecht/Antwerpen 1988, pag. 21-51.
2   E.M. Sluijs, J.J. Knibbe, Patiënt compliance with exercises: different theoretical approaches to short-term and long-term compliance. Patiënt Education and Counseling, 17, 1991, 3, pag. 191-204.
3   G. Lang en H. van der Molen, Psychologische gespreksvoering, Nelissen, Baarn 1991.
4   E.M. Sluijs, Therapietrouw van de patiënt en kwaliteit van voorlichting in de fysiotherapie. Jaarboek Fysiotherapie: B. van Cranenburgh et al (red), Bohn, Scheltema & Holkema, Utrecht/Antwerpen 1991, pag. 64-80.
5   T. Oostveen, N.K. de Vries, Gedragsdeterminanten, Gezondheidsvoorlichting en -opvoeding, V. Damoiseaux (red.), Van Gorcum, Assen/Maastricht 1987, pag. 32-53.

Rubriek 2 selectieschema

Deze rubriek leidt je langs de moeilijke weg van het kiezen voor één of meerdere oefeningen. Aan het einde dien je een voorstel te hebben bedacht dat niet alleen rekening houdt met de klacht van de patiënt, maar ook met zijn mogelijkheden en omstandigheden.

Rubriek 1	kenmerken patiënt

Rubriek 2	selectieschema

2.1	het vaststellen van de toe te passen behandelingstechniek
2.2	het exploreren van de opvattingen over de klacht
2.3	het bijstellen van de opvattingen over de klacht
2.4	Het inventariseren van de acties van de patiënt
2.5	het bedenken van een oefenvoorstel
2.6	het opstellen van een instructieplan
2.7	voorbereiding op het verstrekken van de informatie

Rubriek 3	Instructieschema

Rubriek 4	Evaluatieschema

Rubriek 2

2.1 Bepaal op grond van de belasting-belastbaarheidsanalyse welke specifieke mobiliserende en/of spierversterkende techniek vereist is.

2.2 Exploreer de opvattingen van de patiënt over de klacht.
a Vat de gegevens die hierover al verzameld zijn nog eens samen.
b Vraag door naar nieuwe of aanvullende informatie.
c Parafraseer de ingewonnen informatie.

2.3 Corrigeer niet correcte opvattingen en parafraseer en reflecteer de reacties van de patiënt, zoals bijvoorbeeld twijfel, angst, ongeloof en bezwaren.

2.4 Inventariseer de acties die de patiënt - als reactie op zijn klacht - zelf heeft ondernomen. Doe dit met behulp van open vragen, parafrases, reflecties en eventueel eigen voorbeelden. Begin met het samenvatten van de informatie die hierover tijdens de anamnese is verzameld.

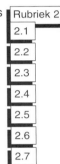

2.5 Bedenk nu een oefenvoorstel. Houd daarbij rekening met de volgende belangrijke punten.
2.5.1 Pas het voorstel zoveel mogelijk aan aan de acties die de patiënt zelf al heeft overwogen en/of ondernomen.
2.5.2 Zoek met name naar die oefeningen die voor de patiënt positieve consequenties opleveren.
2.5.3 Bepaal binnen welke doelgerichte handelingen de mobiliserende en/of spierversterkende techniek dient te worden opgenomen. Denk daarbij ook aan het principe van de variabiliteit.
2.5.4 Bepaal op basis van de belasting-belastbaarheidsanalyse:
• ten aanzien van de gewenste mobiliserende techniek:
a de gewenste dosering, uitgedrukt in rekkingsgraad *;
b de frequentie van de behandeling;
c de gewenste opbouw.
• ten aanzien van de gewenste spierversterkende techniek:
a de gewenste dosering uitgedrukt in de frequentie van de behandeling;
b de gewenste opbouw.

2.6 Bepaal prioriteiten en stel een volgorde vast.

2.7 Formuleer voor jezelf het oefenvoorstel en bereid voor welke informatie je gaat verstrekken. Het is van belang dat niet meer dan 2 à 3 oefeningen tegelijk worden voorgesteld. Zorg dat de informatie duidelijk en specifiek is.

---

* De rekkingsgraad wordt weergegeven in de bewegingsuitslag in graden of millimeters en de mate van pijn(rek)sensaties uitgedrukt in heftigheid en moment van optreden.

Doelstellingen

a   Het benoemen en onderbouwen van de gewenste behandelingstechniek, rekening houdend met de aangedane structuur en met eerder geformuleerde psychosociale en sociaal-maatschappelijke achtergronden van de patiënt.
b   Het benoemen en onderbouwen van gewenste behandelparameters, rekening houdend met eerder geformuleerde belastende factoren en met de belastbaarheid van de patiënt.
c   Het vaststellen van de opvattingen van de patiënt over de klacht, het aanpassen daarvan aan de realiteit en het vaststellen van zijn oplossingsmogelijkheden met behulp van de daartoe geëigende communicatieve vaardigheden.
d   Het formuleren van een effectief en voor de patiënt acceptabel oefenvoorstel.

Toelichting

ad a/b Op basis van rubriek 1 werd al een keuze gemaakt voor het soort therapeutische prikkel. Eveneens kunnen op basis hiervan de eisen bepaald worden m.b.t. de kwaliteit van deze prikkel. Daarbij maken we, ten behoeve van het overzicht, een verdeling tussen de somatische (fysiologische) en de niet-somatische aangrijpingspunten. Het analyseren van middelen is van belang omdat verschillende therapeutische prikkels dezelfde effecten kunnen hebben. Bovendien kan met behulp van deze analyse het gewenste of verwachte effect van een behandeling vergeleken worden met het feitelijke effect. Treedt het verwachte effect niet op dan zal onderzocht moeten worden wat hiervan de oorzaken zijn.

Fysiologische en biomechanische effecten van het middel (hier de mobiliserende of spierversterkende techniek) worden hier niet behandeld.
Hier schenken we uitsluitend aandacht aan leertheoretische overwegingen en aan de factor therapietrouw ("compliance"). Met deze twee theoretische uitgangspunten kunnen verklaringen worden gevonden voor het al dan niet optredende rendement van de mobiliserende en/of spierversterkende techniek.

ad c   De opvattingen die de patiënt heeft over zijn klachten bepalen voor een groot deel (de aard van) de acties die hij zelf heeft ondernomen om zijn klacht te lijf te gaan (1 & 2). Een patiënt met een lage doeltreffendheidsverwachting heeft bijvoorbeeld zijn klacht zodanig gedefinieerd, dat hij zichzelf niet in staat acht hierop actief invloed uit te oefenen. Een afwachtende of afhankelijke houding ligt dan voor de hand (3).

Adequaat probleemoplossend gedrag vloeit voort uit een juiste definitie (interpretatie) van de klacht. Als je inadequate opvattingen van de patiënt wil corrigeren, is het belangrijk dat je zoveel mogelijk aansluit bij het referentiekader of bij de zelfomschrijving (4) van de patiënt. Er is niets zo moeilijk als het beïnvloeden van meningen. Het is bekend dat mensen informatie mijden die niet met hun bestaande opvattingen strookt. Zij zoeken informatie op die bij hun opvattingen past. Men noemt dit verschijnsel selectieve waarneming. Als de opvattingen van de patiënt in het geheel niet stroken met de klachtomschrijving die jij voorstaat, is de kans op beïnvloeding van zijn mening gering. De ideeën van Maier (5) met betrekking tot de effectiviteit van een advies of voorschrift zijn ook hier relevant. Hij stelt dat de effectiviteit van een advies wordt bepaald door twee factoren, namelijk de kwaliteit van het advies en de acceptatie daarvan door de patiënt. Deze ideeën zijn bekend geworden als de wet van Maier ($E=KxA$, Effectiviteit = Kwaliteit x Acceptatie). Een kwalitatief goed advies maakt geen schijn van kans als de patiënt het niet accepteert. De deskundige en de patiënt kunnen een heel verschillende kijk hebben op de oorzaak en de aard van de klacht. Bij de patiënt moet in dat geval tenminste een gedachten-herordening (een cognitieve reorganisatie (3)) plaatsvinden om de acceptatie te vergroten. Voor het thearpeutische proces is het belangrijk dat de patiënt jouw (deskundige) opvatting over de klacht accepteert. Ondersteun je patiënt bij dit cognitieve proces door oog te hebben voor daarmee gepaard gaande emoties. En wees bij een patiënt met een lage doeltreffendheidsverwachting tijdens je toelichting, alert op twijfel en wantrouwen.

Volgens de zelfregulatietheorie zijn mensen inzake ziekte en gezondheid actieve probleemoplossers (1 & 2). Het is dan logisch gebruik te maken van succesvolle acties die ze zelf hebben bedacht. Dat heeft tevens positieve consequenties voor hun zelfconcept (3 & 6). Bovendien blijkt uit de theorie van het leren via consequenties en uit de klassieke leertheorie, dat gedrag wordt bestendigd als het positieve resultaten oplevert (3 & 7). Denk ook hier aan de wet van Maier!

ad d Naarmate er meer informatie wordt verstrekt, wordt er ook meer vergeten. Daarom moet informatie gespreid en gedoseerd worden aangeboden. Door met een voorlichtingsplan te werken voorkom je dat teveel informatie in één keer wordt verstrekt. De aanbeveling 2.6 uit het selectieschema en de stappen uit het protocol van het instructieschema zijn een uitwerking van een voorlichtingsplan (1).

In navolging van Mulder c.s. (8 & 9) maken we vanuit leertheoretisch perspectief een onderverdeling in drie fasen: 1) de cognitieve, 2) de associatieve of motorische fase en 3) de autonome fase. Elke fase vereist specifieke overwegingen bij het bepalen van de aard en de wijze van uitvoering van de mobiliserende en spierversterkende techniek.

Rubriek 2

2.1

2.2

2.3

2.4

2.5

2.6

2.7

In de fysiotherapeutische praktijk zal de laatste fase overigens zelden worden nagestreefd. Behandeling van sommige sportblessures daargelaten. Overwegingen met betrekking tot de cognitieve fase zijn vooral gericht op de wijze van feedback geven in relatie tot "knowledge of results" en "knowledge of performance" (zie ook rubriek 4, het evaluatieschema).

Overwegingen met betrekking tot de associatieve of motorische fase richten zich op het ontwikkelen van een perceptueel spoor. Hierbij worden schema's aangeleerd. Het is belangrijk dat - naast zoveel mogelijk actief bewegen - geoefend wordt onder variabele omstandigheden. Zo wordt kennis over "hoe" te bewegen aangeleerd. Tevens leert de patiënt de (specifieke) beweging optimaal te integreren. Dit is van belang voor een blijvend resultaat!

Rubriek 2
2.1
2.2
2.3
2.4
2.5
2.6
2.7

Studie-opdrachten bij rubriek 3

Het instructieschema

Bij het instructieschema gaat het om het instrueren van de patiënt. Na afloop moet de patiënt weten wat hij moet doen. Bovendien moet jij ervoor zorgen dat de intentie van de patiënt om het gewenste gedrag ook uit te voeren, zo groot mogelijk is. Kies samen met de patiënt oefeningen en omstandigheden die het nakomen van de gemaakte afspraken vergemakkelijken.

1   Aan welke criteria moet de instructie voldoen opdat de patiënt na afloop weet wat er van hem wordt verwacht? Waarom gaat het hier niet alleen om het aanbieden van duidelijke en specifieke informatie?

2   Kies drie huiswerkoefeningen. Maak voor elke oefening een schriftelijke instructie. Het criterium is: duidelijke en specifieke informatie.

3   - Waarom dient het doel en de zin van de oefening aan de patiënt uitgelegd te worden (1)?
    - Welke van deze redenen passen binnen het model van beredeneerde actie (2)?
    - Waarom heeft de eis om een bepaalde oefening thuis te doen, volgens de opvattingen van Fishbein en Ajzen, geen effect?

4   Het lijkt voor de hand liggend dat een patiënt ook de mogelijkheid moet hebben een opgegeven oefening uit te voeren. Wat wordt met deze uitspraak bedoeld?

In het kader van compliance gaat het om het uitvoeren en volhouden van opgegeven oefeningen. Betreft het therapietrouw op korte termijn, dan pleit men voor een gedragsmatige aanpak waarbij positieve feedback en het gebruik van geheugensteuntjes centrale elementen zijn.

1   Wat is reïnforcement of bekrachtiging (2)?

2   Wat voor soort effect heeft externe (door de therapeut verstrekte) feedback bij het aanleren van bewegingen volgens de klassieke leertheorie?
    Wat voor soort effect heeft deze feedback volgens de motorische leertheorie (2 & 3)?

3   Bespreek met elkaar de volgende vragen:
    - Waarom zijn beide (in de vorige opdracht bedoelde) effecten van belang bij het aanleren en volhouden van oefeningen?
    - Hoe verklaar je dat de informerende werking, die de door de therapeut verstrekte feedback moet hebben, uiteindelijk toch als een reïnforcer kan werken (1 & 3)?

4   Beloningen zijn van belang bij het volhouden van oefeningen. Bespreek met elkaar welke belonende aspecten aan het uitvoeren van oefeningen (door patiënten) kunnen vastzitten.

5   De klassieke leertheorie biedt ons een theoretische verklaring voor de werking van cues of reminders. Hoe luidt die verklaring (2 & 4)?

6   Bij 3.3 van het instructieschema moet aan de patiënt informatie worden verstrekt. Deze stelt hem in staat, tijdens de uitvoering van de oefeningen thuis, zichzelf te controleren en te corrigeren. Ga uit van een oefening en bedenk verschillende soorten feedback die je de patiënt kunt aanbieden met bovenstaand doel voor ogen (3).

7   Onder 3.1 van het instructieschema wordt de suggestie gedaan om bij de instructie gebruik te maken van een model(zie de toelichting bij doelstelling a). Ook binnen de motorische leertheorie pleit men hiervoor. Aan welke eisen moet volgens de sociale leertheorie een model voldoen, wil de patiënt hiervan leren (2 & 5)?

8   Zowel tijdens het toepassen van rubriek 3 als rubriek 4 ben je aangewezen op communicatieve vaardigheden. Afhankelijk van de patiënt kan het hele arsenaal van technieken nodig zijn. Je kunt in ieder geval niet buiten de regulerende vaardigheden en de luistervaardigheden. Neem deze vaardigheden nog eens door (5 & 6).

Aanbevolen literatuur

1   E.M. Sluijs, Therapietrouw van de patiënt en kwaliteit van voorlichting in de fysiotherapie. Jaarboek Fysiotherapie: B. van Cranenburgh et al (red), Bohn, Scheltema & Holkema, Utrecht/Antwerpen 1991, pag. 64-80.
2   T. Oostveen, N.K. de Vries, Gedragsdeterminanten, Gezondheidsvoorlichting en -opvoeding, V. Damoiseaux (red.), Van Gorcum, Assen/Maastricht 1987, pag. 32-53.
3   Th. Mulder, Current ideas on motor control and learning: implications for therapy. In L. Ellis (Ed.) Spinal cord injuries, Oxford University press, Oxford 1992, pag. 187-210.
4   E.M. Sluijs, J.J. Knibbe, Patiënt compliance with exercises: different theoretical approaches to short-term and long-term compliance. Patiënt Education and Counseling, 17, 1991, 3, pag 191-204.
5   G. Lang en H. van der Molen, Psychologische gespreksvoering, Nelissen, Baarn 1991.
6   P. Biermans, Gevorderde communicatieve vaardigheden, interne publicatie, Nijmegen 1993.

Aantekeningen:

Rubriek 3 instructieschema

In deze rubriek staat de onderhandeling met de patiënt over het oefenvoorstel centraal. Onderhandelen is een interactief proces; er nemen minimaal twee partijen aan deel. De patiënt moet dus steeds gemotiveerd worden om mee te denken. Probeer te voorkomen dat hij in deze fase van de therapie het idee krijgt volledig afhankelijk te zijn van de deskundigheid van de fysiotherapeut. Wees tijdens het zetten van de verschillende stappen alert op non-verbale reacties van de patiënt. Nodig de patiënt uit om te reageren. Doe dit bijvoorbeeld met behulp van reflecties naar aanleiding van zijn non-verbale gedrag. Vraag om verduidelijking. Parafraseer en reflecteer zijn reacties.

Rubriek 1 kenmerken patiënt

Rubriek 2 selectieschema

Rubriek 3 instructieschema
3.1   het presenteren van het algemene oefenvoorstel aan de patiënt
3.2   het specificeren van het oefenvoorstel
3.3   het uitvoeren van de vaardigheid
3.4   het aanpassen van de oefeningen aan de situatie van de patiënt
3.5   het wijzigen van het oorspronkelijke voorstel
3.6   het zoeken naar "cues" of "reminders"
3.7   het herhalen van de informatie

Rubriek 4 evaluatieschema

Rubriek 3

3.1 Presenteer het algemene oefenvoorstel aan de patiënt.

3.2 Specificeer het oefenvoorstel, waarbij tenminste aan bod komen:
    3.2.1* het doel en de zin van het oefenvoorstel. Als dit voorstel aansluit bij acties die de patiënt zelf al heeft ondernomen, neem deze dan mee in de uitleg;
    3.2.2* - de aard van de oefening;
         - de uitvoeringswijze;
         - de frequentie waarmee de oefeningen uitgevoerd dienen te worden.

3.3 Voer de vaardigheid uit conform de standaard van de micro's (motorische fase). Bied richtlijnen of criteria aan die de patiënt in staat stellen zelfstandig de uitvoering van de oefeningen te controleren en te corrigeren. Bepaal aan de hand van de geselecteerde micro's of het noodzakelijk is, gelet op de omstandigheden van deze patiënt, extra informatie over "knowledge of performance" en "knowledge of results" te geven.

3.4 Controleer samen met de patiënt of de oefeningen bij hem passen en bekijk hoe ze inpasbaar zijn in zijn leef- en werksituatie.

3.5 Zoek, indien nodig, samen met de patiënt naar aanpassingen aan het oorspronkelijke oefenvoorstel en herhaal stap 3.2.

3.6 Zoek samen naar "cues" of "reminders" die hem aan het gewenste gedrag herinneren.

3.7 Herhaal de informatie en controleer of de patiënt deze heeft begrepen en onthouden.

Rubriek 3
3.1
3.2
3.3
3.4
3.5
3.6
3.7

---

*   Vergelijk de cognitieve fase van de micro's

Doelstellingen

a   Het zodanig informeren van de patiënt dat hij precies weet wat hij moet doen.

b   Het mobiliseren van de inbreng en het probleemoplossend vermogen van de patiënt.

c   Het toesnijden van de oefeningen op de situatie van de patiënt.

d   Het zodanig informeren van de patiënt dat hij in staat is de kwaliteit van de uitvoering van de oefeningen te bepalen.

e   Het motiveren van de patiënt de oefeningen daadwerkelijk uit te voeren.

Toelichting

ad a   Het gaat hier niet alleen om het doseren van de informatie volgens de stappen van een voorlichtingsplan. Het gaat ook om het verstrekken van duidelijke en specifieke gegevens aan de patiënt. De literatuur rond het fenomeen compliance laat aan duidelijkheid hieromtrent niets te wensen over. Bij het presenteren van het oefenvoorstel is het van belang dat je niet meer dan 2 à 3 oefeningen per keer aanbiedt. Wees duidelijk en specifiek over:
- de aard van de oefening (houd daarbij rekening met 2.5.1);
- de uitvoeringswijze (ondersteun je verbale instructies door de oefening voor te doen of maak gebruik van een model);
- de frequentie waarin iedere oefening uitgevoerd dient te worden.

Ook de fasering die men binnen de motorische leertheorie aanhoudt voor de beschrijving van wat er gebeurt bij het leren van bewegingen (cognitieve, motorische en autonome fase) is hier relevant. Deze fasering is ook terug te vinden in het protocol van de oefeningen in het onderdeel micro-systematiek van dit boek (zie ook de toelichting onder rubriek 2 ad d).
Leren verloopt sneller en effectiever als er bij de informatie-overdracht gebruik wordt gemaakt van meerdere informatiebronnen. De sociale leertheorie (3) onderstreept de waarde van de inzet van modellen bij het leren. Ook in de motorische leertheorie wordt "modeling" (model leren) bij het leren van bewegingen benadrukt (9 & 10).

ad b   Het doel en de zin van de voorgestelde oefeningen wordt aangegeven en er wordt uitgelegd hoe de oefeningen precies werken. Dit vergroot de kans dat de patiënt de voorgestelde oefeningen daadwerkelijk uitvoert en zelf nieuwe acties bedenkt. Hij kan het oefenvoorstel vertalen naar nieuwe situaties (het generaliseren van acties). Een belangrijk onderdeel van de zelfregulatietheorie is het bieden van ruimte om de patiënt zelfstandig nieuwe acties of aanpassingen te laten bedenken.

Rubriek 3
3.1
3.2
3.3
3.4
3.5
3.6
3.7

Dit bevordert de compliance (1 & 2). Zeker bij mensen met een lage doeltreffendheidsverwachting is dit cruciaal. Want ze hebben weinig geloof in het zelfstandig beïnvloeden van (de vermindering van) hun klachten .

In de sociale leertheorie worden diverse manieren aangegeven om invloed uit te oefenen op personen met een lage doeltreffendheidsverwachting (3). Het is belangrijk om voortdurend gespitst te zijn op de bevordering van het gevoel van eigen doeltreffendheid van de patiënt. Daarom enkele aanwijzingen:
- geef aan dat geen enkel advies het beste is;
- door uit te leggen hoe de oefeningen precies werken, stel je de patiënt in de gelegenheid om adviezen te generaliseren. Dit betekent dat hij ook zelf nieuwe oefeningen kan bedenken of dat hij de overeengekomen oefeningen aan nieuwe situaties kan aanpassen;
- motiveer de patiënt om zelf met voorstellen te komen voor oefeningen en aanpassingen.

ad c   Bij deze doelstelling gaat het om het aanpassen van de oefeningen aan de specifieke situatie van de patiënt. Men gebruikt hiervoor vaak andere termen, zoals individualiseren van adviezen, "tailoring" of het functioneel maken van oefeningen. Houd rekening met het feit dat het veranderen van gewoontes erg moeilijk is. Pas je oefeningen daarom zoveel mogelijk aan aan de situatie en de voorkeuren van de patiënt (1), waardoor ze zoveel mogelijk zullen worden opgenomen in het dagelijkse handelingsrepertoire. Men veronderstelt dat aanpassing van oefeningen aan de situatie, het opvolgen vergemakkelijkt.

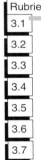

N.B.   De rubrieken die verwijzen naar de doelstellingen a en b zijn bedoeld om de patiënt te motiveren actief mee te denken over de aard, toepasselijkheid en toepasbaarheid van de oefeningen. Daarmee wordt tegelijkertijd een deel van het eventuele voorbehoud van de patiënt tegen de therapie weggenomen. Toch kan hij impliciet (via non-verbale signalen) of expliciet bezwaren hebben.

We spreken dan van weerstand. Er zijn verschillende oorzaken van weerstand aan te geven. De patiënt kan de opvatting hebben dat in de therapie van hem geen actieve bijdrage wordt gevraagd. Hij kan of wil deze opvatting niet bijstellen. Sommige patiënten zullen als gevolg van beperkte cognitieve vermogens al snel overvraagd zijn. Bij deze patiënten kan de therapeut zijn toevlucht nemen tot communicatieve vaardigheden, die meer directief van aard zijn. Hij kan gebruik maken van de techniek "situatie-verduidelijken" of rechtstreeks oefeningen voorschrijven. Andere directieve technieken zijn confrontatie, feedback en onmiddellijkheid (11).

ad d   Hierbij krijgt de patiënt instrumenten aangereikt waarmee hij zelfstandig de uitvoering van de oefeningen kan controleren en zijn uitvoeringswijze kan bijstellen. Dat maakt hem minder afhankelijk van de therapeut.

In de motorische leertheorie wordt in dit opzicht over "knowledge of performance" en "knowledge of results" gesproken. In de protocollen van de oefeningen in het onderdeel micro-systematiek van dit boek, worden aanwijzingen voor interne of externe feedback gegeven.

ad e   Je weet misschien uit eigen ervaring hoe moeilijk het is om een gegeven advies (in dit geval oefeningen) op te volgen en ook vol te houden. Weten dat het goed is om de overeengekomen oefeningen uit te voeren is iets heel anders dan het daadwerkelijke doen. De patient zegt vaak dat hij het is vergeten of dat hij het erg moeilijk vindt. Een lastig dilemma, niet alleen voor de fysiotherapeut maar ook voor de patiënt. Het is in elk geval duidelijk dat niets zo moeilijk is als leefgewoonten doorbreken. Het oefenen vormt vaak een inbreuk op vaste patronen. De theoretici die zich hebben beziggehouden met het fenomeen compliance, hebben de oplossing voor dit dilemma gezocht in de klassieke leertheorie (7). Hun eerste stelling gaat ervan uit dat mensen worden geholpen het opvolgen van adviezen vol te houden als het gewenste gedrag een positieve consequentie heeft. In termen van de klassieke leertheorie gaat het om bekrachtiging of reïnforcement. Zoek dus naar oefeningen die voor de betreffende patiënt belonend zijn. Het uitvoeren van oefeningen is in sommige situaties op zichzelf al belonend. Denk aan situaties waarin pijnvermindering optreedt of vooruitgang als gevolg van het doen van oefeningen wordt ervaren. Het is ook mogelijk dat patiënten plezier krijgen in het doen van oefeningen. Maar er zijn heel wat patiënten die geen rechtstreeks effect bij het oefenen ondervinden. De mogelijkheden van de therapeut zijn dan beperkt. Hij kan wel het verloop van de klacht en de geconstateerde vooruitgang aan de patiënt duidelijk maken. De therapeut kan de inspanning van de patiënt met aandacht of waardering belonen. Hij kan de patiënt een compliment maken. Hij kan ook informatie geven over de kwaliteit van de uitvoering van de oefeningen. Bijvoorbeeld: "U komt nu zoveel graden verder dan de vorige keer" of "U bent nu in staat om deze oefening vijf keer achter elkaar te doen. Vorige keer was dat nog maar vier keer!" Overigens vindt Mulder (9), dat vanuit het perspectief van de motorische leertheorie, deze laatste vorm van "reïnforcement" krachtiger werkt dan een beloning die rechtstreeks gekoppeld is aan de persoon van de therapeut.

Hun tweede stelling luidt: Zoek samen met de patiënt naar "cues" of "reminders" die hem aan het gewenste gedrag herinneren. Deze stelling is ook afgeleid uit het operante leerprincipe van de klassieke leertheorie. Gedrag wordt enerzijds beïnvloed door stimuli die gedrag uitlokken en anderzijds door positieve consequenties die het gedrag bekrachtigen. Stimuli zijn objecten of situaties die een respons uitlokken. Als gedragsverandering gewenst is (bijvoorbeeld het doen van oefeningen) moeten in de eerste plaats condities worden gezocht (samen met de patiënt) die het gewenste gedrag ondersteunen ("cues en reminders"). Op de tweede plaats is beloning uitermate belangrijk. Hierdoor wordt de kans groter dat het gewenste gedrag wordt herhaald en bestendigd (1 & 2).

Studie-opdrachten bij rubriek 4

Het evaluatieschema

Bij het selecteren van de oefeningen hebben we al rekening gehouden met de zelfregulatietheorie. Tijdens het evalueren van de huiswerkoefeningen hebben we opnieuw de kans invloed uit te oefenen op de zelfwerkzaamheid van de patiënt.

1 Bij het exploreren van de belemmeringen die de patiënt heeft ondervonden tijdens het uitvoeren van de oefeningen thuis, is het belangrijk geen bedreigende vragen te stellen.
   a Met welk aspect van de basishouding van de hulpverlener komt deze aanbeveling overeen?

   b Hoe moet je je vraagtechniek aanpassen om te voorkomen dat een patiënt zich ter verantwoording geroepen voelt (1)?

2 De volgende vragen hebben betrekking op aspecten van de sociale leertheorie:
   a Bij zelfregulering is het fenomeen zelfbeoordeling van groot belang. Noem drie manieren waarop mensen leren hun gedrag te beoordelen (2).

   b Waardoor wordt de mate van gestrengheid bepaald waarmee mensen zichzelf beoordelen (2)?

   c Op welke drie manieren kan het zelfbeeld van een patiënt positief beïnvloed worden (2)?

3 In de vorige opdracht heb je een aantal manieren bekeken waarop iemands zelfbeeld beïnvloed kan worden. Iemands zelfbeeld bepaalt zijn wijze van reageren in tal van situaties.
   Bij het bestuderen van het selectieschema zag je hoe je de doeltreffendheidsverwachting kunt beïnvloeden. De doeltreffendheidsverwachting zegt iets van de verwachtingen die iemand heeft ten opzichte van een specifieke situatie.
   a Bespreek nu met elkaar wanneer het volgens de sociale leertheorie noodzakelijk is om iemands zelfbeeld en doeltreffendheidsverwachting te beïnvloeden.

   b Wanneer is het voor de fysiotherapeut noodzakelijk om deze beïnvloeding te laten plaatsvinden?

4 Bespreek met elkaar de volgende uitspraak: "In het kader van therapietrouw op de lange termijn zullen patiënten zelfstandig moeten leren beoordelen welke oefeningen wel of niet bij hen passen. Daartoe moet de fysiotherapeut niet alleen zicht krijgen op hun doeltreffendheidsverwachting en
hun zelfbeeld, maar moet hij deze, indien nodig, in positieve zin trachten te
beïnvloeden".

5 Voor therapietrouw op de lange termijn is het van belang patiënten te leren
adviezen te generaliseren. Wat moet de fysiotherapeut doen om dit leerproces op gang te brengen?

Aanbevolen literatuur

1 P. Biermans, Gevorderde communicatieve vaardigheden, interne publicatie, Nijmegen 1993.
2 G. Lang en H. van der Molen, Psychologische gespreksvoering, Nelissen,
Baarn 1991.

Aantekeningen:

Rubriek 4 Evaluatieschema

Deze rubriek kan gebruikt worden bij tussentijdse evaluaties, tijdens een serie behandelingen èn bij het afsluiten van het therapeutisch contact.
Indien behandeling een preventief doel heeft, namelijk het voorkomen van erger of handhaving van de status quo, zullen patiënten geen vooruitgang bespeuren. In die situaties vinden ze het vaak moeilijk zich aan de overeengekomen oefeningen te houden. Vooral in die periodes waarin er geen contact is met de fysiotherapeut. Voor deze categorie patiënten hebben we in deze rubriek een extra item opgenomen, namelijk 4.5.

Rubriek 1	kenmerken patiënt

Rubriek 2	selectieschema

Rubriek 3	instructieschema

Rubriek 4	evaluatieschema

4.1	het vaststellen van de opgetreden behandeleffecten

4.2	het analyseren van de problemen bij het uitvoeren van de oefeningen

4.3	het aanpassen van de oefeningen

4.4	het controleren van de uitvoering van de oefeningen

4.5	het stimuleren van het probleemoplossend vermogen van de patiënt

Rubriek 4

4.1 Stel samen met de patiënt vast of de gewenste behandeleffecten (respectievelijk doelstellingen op korte en middellange termijn) zijn gerealiseerd. Controleer het effect met behulp van een aanvullend onderzoek.

4.2 Analyseer welke problemen zich hebben voorgedaan. Doe dat met behulp van open vragen, parafrases en reflecties. Vat tenslotte de verkregen gegevens samen.
De volgende controlelijst kan bij deze analyse houvast bieden.

CONTROLELIJST

- Zijn dosering, frequentie en opbouw in overeenstemming met de huidige belastbaarheid?
- Zijn het doel en de zin van de verstrekte oefeningen of adviezen voor de patiënt duidelijk?
- Wordt het voorgeschreven gedrag daadwerkelijk door hem als effectief en zinvol beschouwd?
  Zo niet, ga dan na of:
  • de opvattingen van de patiënt over de klacht kloppen met de werkelijkheid;
  • de oefeningen of adviezen voldoende aansluiten bij gedrag dat hij zelf als antwoord op zijn klacht heeft uitgeprobeerd en als zinvol en effectief beschouwt.
- Leveren de oefeningen of adviezen voldoende (indirecte) positieve consequenties op? (Vragen naar voor- en nadelen van het gewenste gedrag bieden hier veel duidelijkheid).
- Passen de oefeningen bij de patiënt en zijn ze goed inpasbaar in zijn leef- en werksituatie?
- Zijn er adequate richtlijnen verschaft om de uitvoering van de oefeningen zelfstandig te controleren en bij te sturen?
- Zijn de gekozen "cues" of "reminders" adequaat?
- Zijn de oefeningen of adviezen begrepen en onthouden?

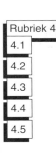

4.3 Pas de oefeningen in overleg aan.

4.4 Laat de patiënt de oefeningen in jouw bijzijn uitvoeren en geef positieve feedback.

4.5 Indien het gaat om behandelingen met een preventief karakter:
- stimuleer de patiënt tot generaliseren van oefeningen of acties (zie ook rubriek 3);
- leer de patiënt de uitkomsten van zijn zoekgedrag te interpreteren in het kader van het oplossen van zijn probleem. Met andere woorden: bevorder de doeltreffendheid en de positieve zelfwaardering van de patiënt door negatieve uitkomsten te benoemen als een uitdaging om verder te zoeken naar alternatieven.

Doelstellingen

a   Het vaststellen van het behandelresultaat aan de hand van de opgestelde behandeldoelstellingen.
b   Het met behulp van de daartoe geëigende communicatieve vaardigheden aanpassen van de oefeningen aan de concrete situatie van de patiënt.
c   Het stimuleren van de inbreng en vergroten van het probleemoplossende vermogen van de patiënt m.b.t. aanpassingen van de oefeningen.

Toelichting

Achter de tweede stap in het protocol gaan twee belangrijke uitgangspunten schuil.
-   Omdat we consequent vanuit de participatiegedachte proberen te handelen, is het zaak ook hier samen met de patiënt de best passende oplossing te bedenken (12).
-   Vanuit het denken over "compliance" en vanuit de cognitieve theorie wordt veel belang gehecht aan het stimuleren van de patiënt om zelf actie te ondernemen (2 & 3). Het is duidelijk dat dat voor de patiënt geen eenvoudige opgave is. Jouw hulp is daarbij gewenst.

Rubriek 4
4.1
4.2
4.3
4.4
4.5

ad a   Het vaststellen van het behandelresultaat betreft in dit geval het mobiliserende en/of spierversterkende effect. Dit effect is afhankelijk van een aantal fysiologische eigenschappen van de betreffende structuur. Het is tevens afhankelijk van diverse niet-somatische factoren zoals motivatie en doorzettingsvermogen. Wanneer het waargenomen resultaat niet overeenkomt met het door jou verwachte resultaat, kan het zijn dat dosering en/of uitvoering van de oefening niet adequaat waren. Uiteraard kunnen ook andere oorzaken een rol spelen (zie item 4.2 van het evaluatieschema). Voor het analyseren van deze oorzaken is de inbreng van de patiënt essentieel.

ad b   Als je informeert naar de belemmeringen die de patiënt ondervindt, is de kans groot dat hij zich ter verantwoording geroepen voelt en dat hij zich gaat verdedigen. Dat staat een open zoektocht naar de best passende mogelijkheden in de weg (1). Je hebt in het begin natuurlijk met de patiënt de afspraak gemaakt dat je van hem veel inbreng verwacht en dat jij je niet zult opstellen als de expert (zie de vaardigheid "openen van het gesprek"). Toch bestaat de kans dat hij je zal opzadelen met het aureool van de autoriteit aan wie hij verantwoording schuldig is. Een techniek als "situatie-verduidelijken" is zeer bruikbaar om de samenwerkingsrelatie opnieuw ter sprake te brengen.
Gebruik technieken waarmee je de patiënt op een impliciete wijze duidelijk maakt dat je zijn belemmeringen op een open manier wilt bespreken.

Je kunt dit doen door open vragen te stellen (vermijd daarbij "waarom"-vragen) en eigen voorbeelden aan te dragen. Reageer met technieken die begrip en acceptatie uitdrukken zoals, parafrases en reflecties (10).

De term feedback in dit boek behoeft wellicht enige toelichting. De volgende indeling biedt enige helderheid.
Er wordt onderscheid gemaakt tussen interne en externe feedback.
Signalen uit het lichaam, overgebracht via de propriocepsis, worden tot de interne feedback gerekend. Allerlei door de exterosensoren doorgegeven signalen worden als externe feedbackbronnen gezien.
Opmerkingen van de therapeut over de prestaties van de patiënt (informerende feedback genaamd) vallen ook hieronder. Evenals belonende opmerkingen als: "Goed zo!" of "Ga zo door!" Deze laatste reacties worden in de klassieke leertheorie als "reïnforcers" of "bekrachtigers" van het door de therapeut gewenste gedrag beschouwd.
Verder komen we de termen "intrinsiek en extrinsiek motiverende feedback" vaak tegen. Als oefeningen leiden tot pijnvermindering, beschouwt men ze als intrinsiek motiverend. De bovenbeschreven informerende en belonende opmerkingen van de therapeut zijn extrinsiek motiverend.

ad c   Binnen het kader van de zelfregulatietheorie is het van belang dat de patiënt leert ontdekken welk gedrag wel en welk niet bij hem past. Hij moet dit op een zodanige wijze doen dat zijn gevoel van vertrouwen in eigen kunnen bewaard, dan wel vergroot wordt. Nagenoeg equivalente termen zijn doeltreffendheidsverwachting, self-efficacy, zelfvertrouwen en positief zelfconcept. Patiënten geven nogal al eens toe aan de verleiding het hoofd in de schoot te leggen en niet verder te zoeken naar alternatieve oplossingen, als blijkt dat een bepaalde oefening of een advies niet helpt. Hierdoor vallen patiënten niet alleen terug in een afhankelijke rol, maar wordt ook niets meer gedaan aan de klacht waarvoor ze kwamen. Deze berustende houding is niet meer te beïnvloeden als de teleurstelling zich voordoet nadat het contact met de therapeut is verbroken. Waar het om gaat is patiënten te leren tegenvallende uitkomsten te interpreteren als een prikkel om te zoeken naar alternatieve, beter passende, oplossingen (2). Stimuleer dus zoekgedrag. Het blijkt dat mensen met een positief zelfconcept dit eerder doen dan mensen met een negatief zelfconcept. De technieken waarmee mensen met een lage doeltreffendheidsverwachting beïnvloed kunnen worden, vind je terug bij de studie-opdrachten van rubriek 2 en 4.

Rubriek 4

4.1

4.2

4.3

4.4

4.5

Aantekeningen:

Deel 2 Micro-systematiek

Verantwoording micro-systematiek

Op basis van de onderwijskundige uitgangspunten van het "Skillslabmodel", een model voor het aanleren van vaardigheden, is voor het beschrijven van de verschillende bewegingstherapeutische vaardigheden gekozen voor een protocollaire opzet. Bij het bepalen van de keuze van de achtereenvolgende stappen in het protocol, hebben wij ons laten leiden door een aantal theoretische overwegingen. Deze overwegingen hebben betrekking op sociale en motorische leertheorieën en op de wijze hoe een optimaal therapeutisch resultaat gerealiseerd wordt. Met dit laatste doelen wij er tevens op dat men een oefening niet louter als verschijningsvorm moet kennen, maar dat men daarbij ook zoveel mogelijk kwaliteitsaspecten moet kunnen onderscheiden. Dat komt de instructie en de nauwkeurigheid van de uitvoering ten goede. Pas dan kan werkelijk worden vastgesteld of een bepaalde oefening doeltreffend is voor een bepaalde patiënt.
Bezien vanuit leertheoretische en dus therapeutische overwegingen, bestaat het protocol uit twee delen. In het eerste deel, de cognitieve fase, gaat het erom dat de patiënt zich door visuele en verbale informatie een voorstelling maakt van de uit te voeren vaardigheid. In deze fase onderneemt hij in fysiek opzicht nog geen actie! In het tweede deel, de motorische fase, wordt de patiënt gevraagd de vaardigheid daadwerkelijk uit te voeren. Tijdens de uitvoering moet ook veel aandacht worden gegeven aan de verschillende bronnen van feedback.

Bij de keuze van het aantal micro's hebben de volgende overwegingen een rol gespeeld.

1   Het is ondoenlijk om alle mogelijke bewegingstherapeutische vaardigheden te beschrijven.

2   Bij de beschrijving van de micro's gericht op het mobiliseren, hebben wij ons beperkt tot de één-dimensionale bewegingen. Wij beschrijven vaardigheden in één vlak, rond één as. In de dagelijkse praktijk wordt veelal van meer-dimensionale bewegingen gebruik gemaakt (bijvoorbeeld volgens Evjenth/Hamberg). Hiermee kunnen tevens rotatoire bewegingen functioneel worden ingepast. Wij hebben hier, zoals gezegd, gekozen voor het beschrijven van één-dimensionale bewegingen. De volledig juiste uitvoering van de techniek, de "skill", kan hiermee het meest inzichtelijk worden gemaakt.

3 Bij de beschrijving van de micro's spierversterken, hebben wij ons overwegend tot de onderste extremiteiten beperkt, waarbij de functie van extensoren, abductoren en buikspieren centraal staat. In de dagelijkse praktijk komen juist deze spiergroepen het meest frequent aan bod. Dit is te begrijpen vanuit hun functie met betrekking tot de onderste extremiteiten. Genoemde spieren hebben immers een belangrijke taak bij het oprichten van het lichaam tegen de zwaartekracht in. Ook vanuit de ontwikkelingsleer is te herleiden dat met name deze spieren tekort kunnen schieten in kracht. Immers in geval van klachten ontstaat een flexie-adductie synergie met daaraan gekoppeld functieverlies van de extensie-abductie synergie. Vergelijk dit met de motorische ontwikkeling van de baby/kleuter. De ontwikkeling verloopt hierbij van centraal naar perifeer van de extremiteiten, vanuit een flexie-adductie naar uiteindelijk een extensie-abductie keten. In principe zijn wij hier uitgegaan van dynamische bewegingen, omdat deze in het algemeen minder belastend zijn en omdat ze de patiënt meer (propriosensorische) informatie verschaffen. De standaarden beschrijven geïsoleerde bewegingstrajecten om een maximaal leereffect te sorteren. Aansluitend zijn een aantal voorbeelden opgenomen van doelgerichte bewegingen die een spierversterkend en mobiliserend effect kunnen hebben. Bij de beschrijving van de micro's spierversterken zijn we uitgegaan van een spierkracht die minimaal 3 (Lövett) bedraagt.

4 Bij de keuze van het aantal micro's van functionele/doelgerichte bewegingen hebben wij ons, gezien het enorme scala aan mogelijkheden, beperkt tot een drietal voorbeelden van gaan en staan. Deze zijn gekozen omdat zij bij vrijwel iedere doelgroep toegepast kunnen worden. Bovendien is de dosering eenvoudig en individueel aan te passen.

Hieronder wordt de micro voor een bewegingstherapeutische vaardigheid weergegeven.

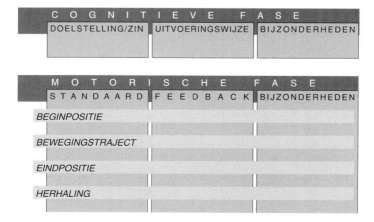

De standaard is verdeeld in een cognitieve en een motorische fase. Tijdens de cognitieve fase worden de doelstelling en de uitvoering van de te oefenen beweging toegelicht. Vervolgens wordt de uitvoering van de beweging door de therapeut gedemonstreerd. De patiënt kijkt hierbij toe.
Tijdens de motorische fase is de patiënt actief. Gedurende de uitvoering van de beweging wordt de patiënt gewezen op het belang van een juiste start, een juist verloop en een correcte eindpositie van de beweging. In de kolommen standaard en feedback wordt beschreven hoe deze drie stadia dienen te worden uitgevoerd en hoe de patiënt de juiste informatie krijgt voor een optimale uitvoering. Omdat een standaard slechts een beperkte weergave is van de werkelijkheid, is een kolom bijzonderheden opgenomen. Hier worden ondermeer variaties aangegeven die de uitvoering van de standaard sterk kunnen beïnvloeden. Deze variaties dienen nadrukkelijk bij het oefenen betrokken te worden!

Studie-opdrachten bij de micro's

In een micro zijn de stappen beschreven voor de verschillende bewegingstherapeutische vaardigheden. De omschrijving van deze stappen, de standaard, wordt bepaald door de wijze waarop (theoretisch) een schema van een beweging tot stand komt.

-   Beschrijf in dit kader de essentie van de "closed loop" theorie en de "schema" theorie.
-   Waarom dient de cognitieve fase vooraf te gaan aan de motorische fase (de fase waarin de patiënt de beweging daadwerkelijk uitvoert)?
-   Bij welke stappen van de standaard dient de patiënt te kunnen beschikken over (a) "knowledge of performance" en (b) "knowledge of results"?
-   Waarom zijn, naast een juist verloop, de begin- en eindpositie zo van belang, met name tijdens het mobiliseren?

Aanbevolen literatuur

1   Th. Mulder, W. Hulstijn: Theorieën over bewegingsbesturing en hun relevantie voor de praktijk. Jaarboek Fysiotherapie: B. van Cranenburgh et al (red), Bohn, Scheltema & Holkema, Utrecht/Antwerpen 1987, pag. 288-314.

Aantekeningen:

1 Mobiliserende oefeningen

Inleiding

Mobiliserende technieken binnen de bewegingstherapie worden zowel actief door de patiënt zelf, als passief door de fysiotherapeut, uitgevoerd. Bij huiswerkoefeningen staan actief mobiliserende technieken centraal. Het optreden van het specifiek mobiliserend effect in de eindstand, waardoor de bewegingsuitslag uiteindelijk vergroot wordt, kan op verschillende manieren bereikt worden. De literatuur is daar niet eenduidig over. Wij kiezen hier voor de uitvoeringswijze, die zowel voor het rekken van het band- en kapselapparaat als voor myogene structuren geldt.

- De patiënt beweegt actief naar de eindstand. In deze positie moet hij een duidelijke rekspanning waarnemen.
- In deze positie wordt de uitgangshouding (de stand van de andere lichaamsdelen) nogmaals gecontroleerd.
- Gedurende 10 seconden beweegt de patiënt actief (eventueel met hulp van de handen) verder, waarbij tenminste een vergroting van het rekeffect dient op te treden.
- Daarna ontspant de patiënt bewust en brengt hij het te mobiliseren lichaamsdeel naar de rustpositie *. Na 10 seconden rust volgt herhaling.

Of er na afloop daadwerkelijk een vergroting van de bewegingsuitslag plaatsvindt, hangt af van verschillende factoren. De specifieke anatomisch-fysiologische eigenschappen van het weefsel dat de verkorting heeft veroorzaakt is bijvoorbeeld zo'n factor. De oorzaak van de beperking, de tijd die sinds het ontstaan ervan is verstreken en de leeftijd van de patiënt hebben eveneens grote invloed op het effect van de therapie.

N.B.
- In de navolgende micro's wordt steeds het rechterbeen beschouwd als het te oefenen lichaamsdeel.
- Ten behoeve van een brede toepasbaarheid is bij de micro's mobiliseren gekozen voor onbelaste vormen van bewegen.
- De foto's bij de micro's betreffen respectievelijk de begin- en de eindpositie.

---

* De pijnvrije positie waarbij de voorspanning niet verloren wordt.

Mobiliseren van mono-articulaire musculatuur (en kapsel-bandstructuren) van het heupgewricht

De volgende micro's hebben primair tot doel myogene structuren te verlengen. Gelet op de anatomische en biologische kenmerken van het gewrichtskapsel en de ligamenten, zal bij actieve oefentherapie beïnvloeding van deze structuren plaatsvinden als myogene structuren hun functie herwinnen. Wanneer mobiliserende oefeningen geleid hebben tot een grotere spierlengte en de patiënt de mogelijkheid krijgt dit effect te benutten tijdens het bewegen, wordt vervolgens indirect de functie van kapsel en band verbeterd. Het rechtstreeks beïnvloeden van de mobiliteit van het gewrichtskapsel wordt gedaan met behulp van passieve, manuele technieken.

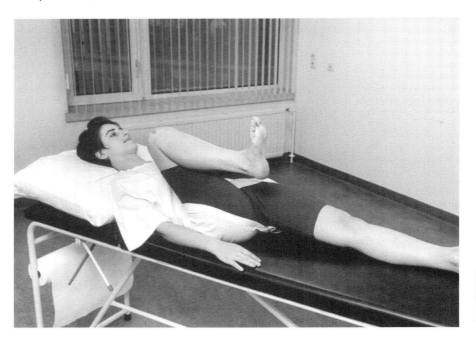

Aantekeningen:

1 Flexie: mono-articulaire extensoren (dorsale kapsel-band structuren)

COGNITIEVE FASE

DOELSTELLING/ZIN	UITVOERINGSWIJZE	BIJZONDERHEDEN
Doelstelling van deze oefening is de heup zo ver mogelijk te buigen. Het volledig buigen van de heup is nodig bij dagelijkse activiteiten zoals gaan, zitten en opstaan uit een stoel, aankleden, kousen en schoenen aantrekken, nagels van de tenen knippen, etc. **Demonstreer** enkele van deze functies.	Rugligging met hoofd en schouders gesteund door een dik kussen. Het linkerbeen ligt gestrekt op de onderlaag waarbij de tenen recht omhoog wijzen. De rechterknie wordt met beide handen omvat en zover mogelijk naar de borst getrokken. Op het moment dat de linkerknie automatisch omhoog komt, wordt deze terug in de onderlaag gedrukt.	Indien de patiënt knieklachten heeft, wordt de knie in de knieholte omvat, zodat de knieflexie niet geforceerd wordt.

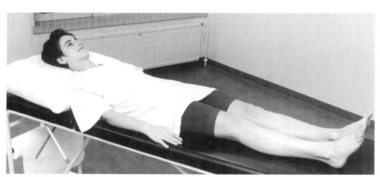

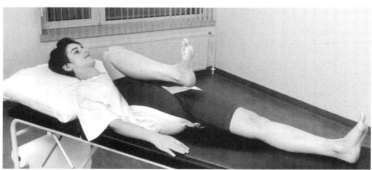

M O T O R I S C H E F A S E		
S T A N D A A R D	F E E D B A C K	B I J Z O N D E R H E D E N
BEGINPOSITIE		
Rugligging met linkerbeen gestrekt en rechterbeen licht gebogen in knie en heup.	De stand van de lage rug dient gecontroleerd te worden. Compensatoire lateraalflexie aan de te flecteren zijde moet voorkomen worden.	Indien er extensiebeperking is aan de linkerzijde, kan het linkerbeen niet plat op de grond liggen. In dat geval mag de heupflexie links niet toenemen tijdens de uitvoering.
BEWEGINGSTRAJECT		
De knie wordt zover mogelijk naar de borst getrokken, zonder dat de andere knie omhoog komt.	Het linkerbeen dient, gestrekt op de onderlaag te blijven rusten. Houd zonodig hand op de linkerknie ter fixatie (passief), of geef een lichte weerstand tegen de heterolaterale extensie (actief).	
EINDPOSITIE		
De bewegingsgrens is bereikt als er een rekkende sensatie in de lies, of achter in de bil, wordt waargenomen. Rekgevoel aan de strekzijde van het andere bovenbeen duidt hier ook op.	De patiënt dient in de eindpositie te blijven dooradermen. Het eindgevoel wordt beschreven. Denk eraan dat ook een rekkende sensatie in de linkerheup waargenomen kan worden, indien daar een extensiebeperking is. De afstand tussen knie en borst wordt visueel vastgesteld.	Bij patiënten met ademhalingsproblemen of hartfunctiestoornissen kan ongewenste benauwdheid of stuwing optreden. Kies dan een alternatief waarbij de ademhaling niet gehinderd wordt.
HERHALING		
Er wordt teruggegaan naar de pijnvrije positie zonder voorspanning te verliezen. Herhaal het traject.	Het eindgevoel na herhaling, wordt nog eens beschreven.Tevens wordt de afstand tussen knie en borst opnieuw bepaald.	

2 Extensie: monoarticulaire flexoren (ventrale kapsel-band structuren)

COGNITIEVE FASE

DOELSTELLING/ZIN	UITVOERINGSWIJZE	BIJZONDERHEDEN
Doelstelling van deze oefening is de heup zo ver mogelijk te strekken. Volledige strekking van de heup is ondermeer nodig om rechtop te kunnen lopen en om plat op de buik te kunnen liggen. **Demonstreer** deze functies.	Rugligging met hoofd en schouders gesteund door een dik kussen. De linkerknie wordt naar de borst getrokken. Op het moment dat de rechterknie omhoog komt, wordt deze actief in de grond gedrukt met behoud van de flexiestand in de linkerheup.	In verband met het verkrijgen van de noodzakelijk hyperextensie is het hier van belang dat het bekken volledig achterover gekanteld kan worden.

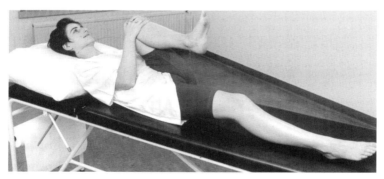

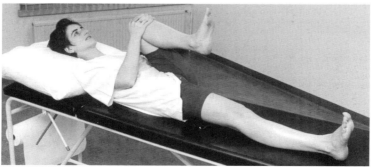

M O T O R I S C H E F A S E		
S T A N D A A R D	F E E D B A C K	B I J Z O N D E R H E D E N

BEGINPOSITIE

Rugligging met de linkerknie maximaal gebogen en de rechterknie gestrekt.	Het bovenlichaam dient (symmetrisch) gestrekt te zijn. De tenen van de rechtervoet dienen recht omhoog te wijzen.	Indien het rechterbeen in deze positie omhoog komt, is dit tevens een maat voor de beperking. Kies een variatie, indien de linkerheup niet maximaal geflecteerd kan worden.

BEWEGINGSTRAJECT

De linkerknie wordt naar de borst gebracht en tegelijkertijd wordt de rechterknie in de onderlaag gedrukt.	De linkerknie dient maximaal gebogen te blijven. De onderrug dient plat op de onderlaag te rusten (mag niet hol trekken).	De hand fixeert zonodig de linkerknie passief of er wordt een lichte weerstand tegen de heterolaterale extensie (actief) gegeven. Kies een variatie indien te weinig strekkracht kan worden ontwikkeld.

EINDPOSITIE

Deze is bereikt indien de linkerknie de borst raakt en de achterzijde van de rechterknie de onderlaag.	De bewegingsgrens is bereikt wanneer een rekkende sensatie in de rechterlies wordt waargenomen. De afstand tussen knieholte en onderlaag dient vastgesteld te worden.	

HERHALING

Er wordt teruggegaan naar de pijnvrije positie door de linkerknie iets omhoog te laten komen. Herhaal vervolgens het bewegingstraject.	Na afloop wordt het eindgevoel opnieuw beschreven. De afstand wordt wederom bepaald.	

3 Abductie: monoarticulaire adductoren (mediale kapsel-band structuren)

C O G N I T I E V E   F A S E

DOELSTELLING/ZIN	UITVOERINGSWIJZE	BIJZONDERHEDEN
Doelstelling van deze oefening is de benen zover mogelijk zijwaarts te spreiden. Het spreiden van de benen is noodzakelijk onder andere bij de lichamelijke verzorging en bij het sporten. **Demonstreer** enkele voorbeelden van abductie tijdens het sporten (uitvalspassen).	Rugligging op een stevige matras met hoofd en schouders gesteund door kussens, zodanig dat de patiënt kan zien wat hij doet. Beide knieën worden opgetrokken tot recht boven de heupen. Vervolgens worden de knieën naar buiten bewogen, eventueel met hulp van beide handen. De onderbenen worden passief meegenomen.	De abductie wordt in dit geval uitgevoerd bij 90 ° flexie in de heup. Pas de standaard aan indien dat niet wenselijk is.

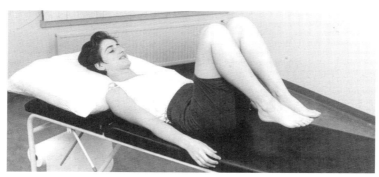

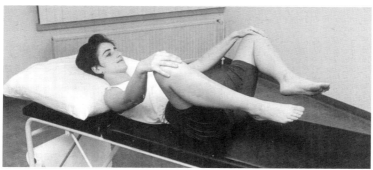

M O T O R I S C H E F A S E		
S T A N D A A R D	F E E D B A C K	BIJZONDERHEDEN

BEGINPOSITIE

Rugligging met beide heupen 90 ° gebogen.	De benen dienen zover opgetrokken te worden dat de onderrug afgevlakt is.	

BEWEGINGSTRAJECT

Beide knieën worden gelijktijdig uit elkaar bewogen. Daarbij wordt een halve cirkel beschreven.	De beweging kan zonodig manueel begeleid worden om de richting aan te geven. Onderrug en billen dienen plat op de onderlaag te blijven liggen, zodat romprotatie wordt voorkomen.	Tijdens manuele begeleiding dient niet te hard geduwd te worden, omdat dit afweerspanning kan oproepen.

EINDPOSITIE

De bewegingsgrens is bereikt indien een rekkende sensatie in de liezen wordt waargenomen. De maximale positie is bereikt als beide bovenbenen een hoek van 45 ° maken ten opzichte van de verticaal.	De adductoren dienen voldoende ontspannen te zijn om de eindgrens te bereiken. Het eindgevoel dient te worden beschreven. De afstand tussen beide knieën wordt visueel vastgesteld. De onderrug dient niet hol getrokken te worden.	Indien er teveel afweerspanning voor de eindgrens ontstaat, kan lichte weerstand aan de abductoren gegeven worden om reciproque ontspanning te bewerkstelligen.

HERHALING

Er wordt teruggekeerd naar een pijnvrije positie met behoud van voorspanning. Dit met name wat betreft de stand van de onderrug. Het laatste deel van het bewegingstraject wordt herhaald.	Na afloop wordt het eindgevoel opnieuw beschreven. De afstand tussen beide knieën wordt bepaald.	

4 Adductie: mono-articulaire abductoren (laterale kapsel-band structuren)

COGNITIEVE FASE

DOELSTELLING/ZIN	UITVOERINGSWIJZE	BIJZONDERHEDEN
Doelstelling van deze oefening is de benen zover mogelijk te scharen. Deze beweging is nodig bij het steunen op één been in stand, bij het zittend zijwaarts verplaatsen, of bij het zitten met gekruiste benen. **Demonstreer** deze functies.	Rugligging met hoofd en-schouders gesteund door een dik kussen. Het linker-been is gestrekt en het rechterbeen is zover gebogen dat de voet naast de linkerknie staat. Met behoud van deze positie wordt nu de rechterknie zover mogelijk naar links bewogen.	Een adductie-beperking van het heupgewricht komt niet veel voor. Bij patiënten met een total-hip-plastiek is het mobiliseren van de adductie zelfs gecontraïndiceerd in verband met luxatiegevaar.

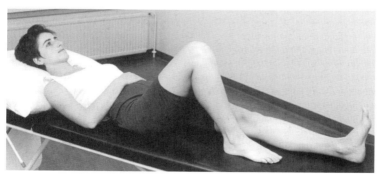

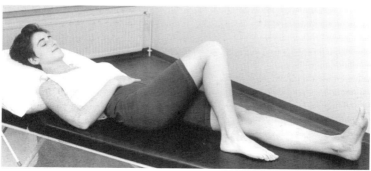

M O T O R I S C H E   F A S E

S T A N D A A R D	F E E D B A C K	B I J Z O N D E R H E D E N

BEGINPOSITIE

Rugligging met het hoofd zo gesteund dat visuele controle op de oefening mogelijk is. De tenen van het gestrekte linkerbeen wijzen recht omhoog. De tenen van het rechter (gebogen) been wijzen naar voren.	Onderrug en billen dienen plat op de onderlaag te (blijven) rusten.	

BEWEGINGSTRAJECT

De knie wordt naar de heterolaterale zijde bewogen.	Het bekken dient in de beginpositie te blijven, zodat rotatie en latero-flexie van de lage rug worden voorkomen. Er wordt een spanningstoename aan de binnenzijde van het bovenbeen waargenomen.	Bedenk dat de adductiemogelijkheid in het heupgewricht niet groter is dan 15 °.

EINDPOSITIE

De grens is bereikt wanneer de rechterknie zich boven de linkerknie bevindt.	Het eindgevoel wordt beschreven en de eindpositie wordt visueel gecontroleerd.	

HERHALING

Er wordt teruggekeerd naar de beginpositie, met behoud van voorspanning in de romp en het linkerbeen. Het bewegingstraject wordt herhaald.		

5   Exorotatie: monoarticulaire endorotatoren (ventro-mediale kapsel-band structuren)

C O G N I T I E V E   F A S E

DOELSTELLING/ZIN	UITVOERINGSWIJZE	BIJZONDERHEDEN
Doelstelling van deze oefening is de heup zo ver mogelijk buitenwaarts te draaien. Deze beweging is nodig tijdens lichamelijke verzorging zoals het wassen van de voeten, het aan- en uitkleden, maar ook tijdens het lopen. **Demonstreer** deze functie tijdens het gaan (lopen).	Rugligging met hoofd en-schouders gesteund door een dik kussen. Beide benen worden zo ver gebogen dat de voeten naast elkaar op de matras geplaatst kunnen worden met de voetzolen tegen elkaar. Eventueel worden de handen op de knieën gelegd. De knieën worden uit elkaar geduwd in de richting van de onderlaag.	Bedenk dat in deze uitgangshouding de flexie-stand in de heup geen 90 ° bedraagt. Indien dat echter wenselijk is, pas dan de standaard aan.

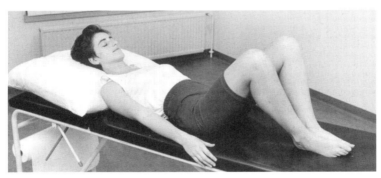

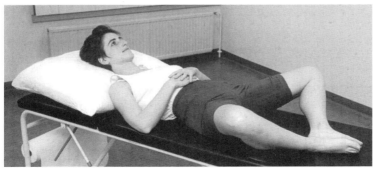

M O T O R I S C H E   F A S E

S T A N D A A R D	F E E D B A C K	BIJZONDERHEDEN
BEGINPOSITIE		
Rugligging met opgetrokken knieën en de voeten met de laterale rand steunend op de onderlaag.	De lage rug dient afgevlakt en symmetrisch op de onderlaag te rusten. Er is lichte rek voelbaar aan de buitenzijde van de enkels.	
BEWEGINGSTRAJECT		
De beide knieën bewegen naar buiten en beneden, terwijl de voetzolen tegen elkaar worden geduwd.	Lordotiseren, om het tekort aan exorotatie te compenseren, dient voorkomen te worden.	Indien er bij symmetrische uitvoering lordose ontstaat, kies dan voor een unilaterale uitvoering.
EINDPOSITIE		
De bewegingsgrens is bereikt indien een rekkende sensatie in de lies wordt waargenomen en de voetzolen grotendeels recht tegen elkaar geplaatst zijn.	Het eindgevoel wordt beschreven. De afstand tussen knieën en onderlaag wordt bepaald.	Controleer of er geen afweerspanning ontstaat. Geef zonodig wat lichte weerstand aan de exorotatoren om de richting aan te geven en reciproque ontspanning te bewerkstelligen.
HERHALING		
Er wordt teruggekeerd naar de pijnvrije positie met behoud van voorspanning. Het bewegingstraject wordt herhaald.	Gelet op de vereiste coördinatie tijdens het bewegen, is het van belang extra op de kanteling van de voetzolen en op de stand van de lage rug te wijzen.	

6 Endorotatie: monoarticulaire exorotatoren (dorsolaterale kapsel-band structuren)

COGNITIEVE FASE

DOELSTELLING/ZIN	UITVOERINGSWIJZE	BIJZONDERHEDEN
Doelstelling van deze oefening is de heup zo ver mogelijk binnenwaarts te draaien. Deze beweging is nodig bij de dagelijkse verzorging, zoals het wassen, nagels knippen van de onderste extremiteit en het lopen. **Demonstreer** endorotatie bij een verzorgingsfunctie en tijdens het gaan.	Rugligging met hoofd en schouders gesteund. Beide benen worden gebogen en de voeten worden ongeveer 50 cm. uit elkaar, op de onderlaag geplaatst. De knieën worden vervolgens naar elkaar toe geduwd. De buitenste voetrand mag daarbij los komen van de grond.	Mobiliseren van de endorotatie is bij een total-hipplastiek gecontraïndiceerd in verband met luxatie-gevaar.

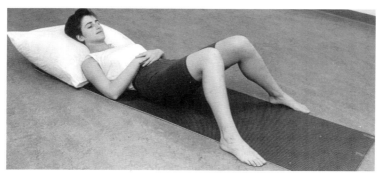

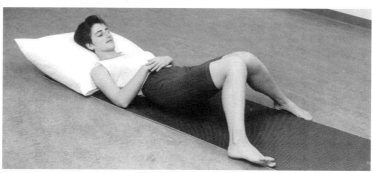

MOTORISCHE FASE

STANDAARD	FEEDBACK	BIJZONDERHEDEN
BEGINPOSITIE		
Rugligging met hoofd en schouders zo gesteund dat de benen gezien kunnen worden. De heupen zijn 60° en de knieën 90° gebogen, met de voeten op de onderlaag geplaatst.	De lage rug dient afgevlakt en symmetrisch, dus zonder zijwaartse buiging, op de onderlaag te rusten. De afstand tussen de voeten wordt zorgvuldig ingesteld.	De afstand tussen beide voeten is afhankelijk van de mate van beperking. Bij een grote beperking wordt de afstand kleiner.
BEWEGINGSTRAJECT		
De knieën worden naar elkaar toe bewogen, waarbij de buitenste voetrand van de onderlaag komt.	De hoek tussen boven- en onderbeen dient onveranderd te blijven. De rug mag niet hol getrokken worden. De beweging van de knie en de voetrand dient gelijktijdig plaats te vinden.	Indien de patiënt ook knieklachten heeft, kan deze oefening ongewenst zijn, omdat valgiserende krachten ontstaan. Zoek dan een variatie op de standaard.
EINDPOSITIE		
De bewegingsgrens is bereikt als een rekkende sensatie in de zijkant van het bovenbeen of achter in de bil wordt waargenomen.	Het eindgevoel en de afstand tussen beide knieën worden vastgesteld.	Indien de beperking veroorzaakt wordt door de musculus piriformis, verdient het de voorkeur een variatie toe te passen met vermeerderde flexie-stand in de heup.
HERHALING		
Terugkeren naar de beginpositie en herhaling van het traject.		Door de eenzijdige inspanning kan kramp in de lies en in de binnenzijde van het bovenbeen ontstaan.

Aantekeningen:

Mobiliseren van mono-articulaire musculatuur (en kapsel-bandstructuren) van het kniegewricht

Inleiding

In het volgende overzicht zijn alleen de bewegingsrichtingen flexie en extensie opgenomen, omdat het geïsoleerd actief oefenen van de rotaties van de knie in de praktijk zelden of nooit voorkomt.

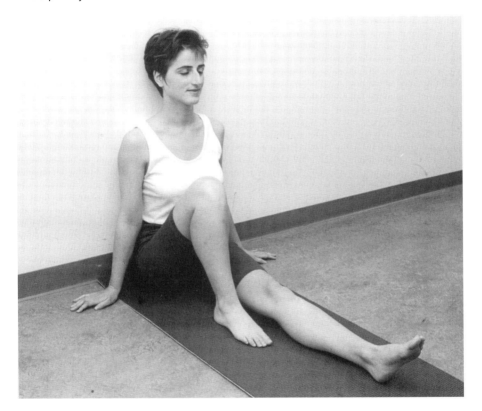

1 Flexie: mono-articulaire extensoren (ventrale kapsel-band structuren)

C O G N I T I E V E F A S E		
DOELSTELLING/ZIN	**UITVOERINGSWIJZE**	**BIJZONDERHEDEN**
Doelstelling van deze oefening is de knie zo ver mogelijk te buigen. Het buigen van de knie is belangrijk bij het (gaan) zitten en hurken en tijdens het fietsen. **Demonstreer** enkele van deze functies.	Zit op een stevige onderlaag, met de rug gesteund. Beide handen omvatten het onderbeen juist boven de enkel. De voet wordt over de onderlaag zo ver mogelijk naar het zitbeen toe bewogen.	

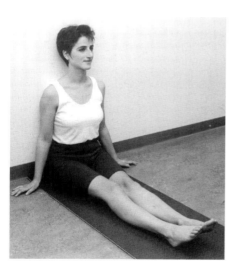
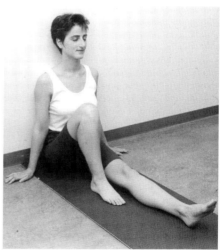

| M O T O R I S C H E   F A S E | | |
| STANDAARD | FEEDBACK | BIJZONDERHEDEN |

BEGINPOSITIE

Zit op de oefenmat of op de grond met de rug tegen de muur gesteund.	De lage rug en de billen dienen tegen de muur ge- drukt te worden. De handen steunen aan weerszijden van het lichaam op de grond.	Indien nodig, worden beide handen om de enkel ge- vouwen, zodat het traject manueel ondersteund kan worden.

BEWEGINGSTRAJECT

De voet wordt over de on- derlaag naar het zitbeen getrokken.	De voet (hak) dient een rechte lijn te beschrijven. De romp dient licht gestrekt tegen de muur te rusten. Beide billen dienen in de beginpositie te blijven. Toe- nemende spanning in de Hamstrings is voelbaar.	Door de enkel in plantair- flexie te brengen, wordt de buig-inzet vergroot.

EINDPOSITIE

De bewegingsgrens is be- reikt indien de afstand tus- sen voet en zitbeen mini- maal is. Er dient een rek- kende sensatie op te treden aan de voorzijde van de knie of het bovenbeen.	Het eindgevoel dient om- schreven te worden. De af- stand tussen hielbeen en zitbeen wordt vastgesteld.	Vet of spierweefsel in het bovenbeen kan de afstand voet - zitbeen beperken. De aangrijpingshoek van de betreffende spieren beperkt het actief aanspannen in het laatste deel van het tra- ject.

HERHALING

Terugkeren naar de rustpo- sitie met behoud van voor- spanning en herhalen.	Vermoeidheid leidt hier snel tot kramp en/of compensa- toire bewegingen.	

2 extensie: monoarticulaire flexoren (dorsale kapsel-band structuren)

COGNITIEVE FASE

DOELSTELLING/ZIN	UITVOERINGSWIJZE	BIJZONDERHEDEN
De doelstelling van deze oefening is de knie zo ver mogelijk te strekken. Het strekken van de knieën is essentieel bij het rechtop staan en lopen. **Demonstreer** de strekfunctie met name tijdens het gaan.	Zit op een oefenmat of op de grond, met de rug gesteund. Het linker been wordt gebogen en iets zijwaarts neergezet. Het rechter been wordt zoveel mogelijk gestrekt neergelegd. De romp wordt naar voren bewogen en beide handen liggen op de rechterknie juist boven de knieschijf. De knie wordt in de onderlaag geduwd.	De oefening kan ook uitstekend uitgevoerd worden zittend op een stoel. De benen worden naar voren gestrekt met daarbij de hakken op de grond. Men kan dan beter gebruik maken van de zwaartekracht en heeft minder hinder van de lengte van de Hamstrings.

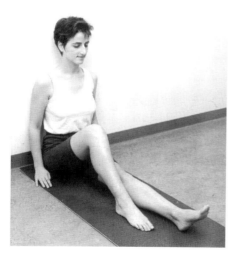
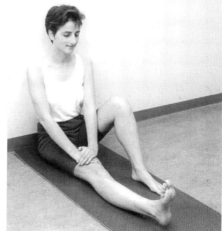

M O T O R I S C H E F A S E		
S T A N D A A R D	F E E D B A C K	B I J Z O N D E R H E D E N

BEGINPOSITIE

Afhankelijk van de lengte van de Hamstrings, zit op de grond of op de stoel. Beide handen liggen op het bovenbeen, juist boven de knie.	De knie dient ontspannen te zijn.	

BEWEGINGSTRAJECT

De knie wordt naar de onderlaag geduwd. De voet beweegt daarbij automatisch naar caudaal.	Toenemende spanning in de knieholte is voelbaar. De hak schuift over de onderlaag, van het lichaam af.	Eventueel wordt de voet actief dorsaal geflecteerd om de quadriceps te faciliteren. Dit is alleen nuttig indien de beperking niet te groot is, anders ontstaat een omgekeerd effect.

EINDPOSITIE

De bewegingsgrens is bereikt indien de knieholte de onderlaag raakt, en er een rekkende sensatie in de knieholte ontstaat. Voor hyperextensie dient, met handhaving van de eindpositie, vervolgens de hak een centimeter van de onderlaag geheven te worden.	Het eindgevoel wordt beschreven. De afstand tot de onderlaag wordt vastgesteld.	

HERHALING

Terugkeren naar de rustpositie en herhaling van het traject.		

Aantekeningen:

Mobiliseren van mono-articulaire musculatuur en (kapsel-bandstructuren) van het enkelgewricht

Inleiding

In het volgende overzicht zijn alleen de bewegingsrichtingen plantairflexie en dorsaalflexie opgenomen. De inversie en eversie komen voldoende aan bod indien plantairflexie en dorsaalflexie correct worden uitgevoerd.

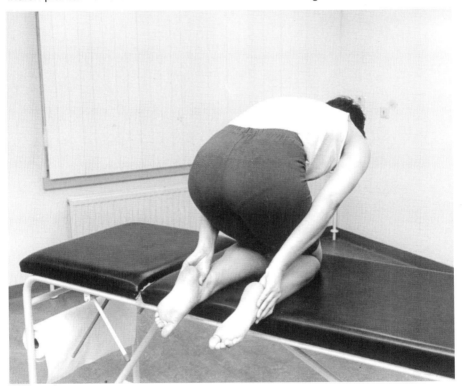

1 Plantairflexie: mono-articulaire extensoren (verticale kapsel-band structuren)

C O G N I T I E V E   F A S E

DOELSTELLING/ZIN	UITVOERINGSWIJZE	BIJZONDERHEDEN
Doelstelling van deze oefening is de enkel zo ver mogelijk achterwaarts te buigen. Deze beweging is vooral noodzakelijk bij het lopen (op de tenen) en het springen. **Demonstreer** deze functies.	Zit op de knieën op een stevige onderlaag. Met de rechterhand wordt de rechterhiel omvat en naar beneden geduwd, zodat de voetrug in de onderlaag gedrukt wordt.	Deze uitgangshouding is minder geschikt bij knieproblemen. Het mobiliserend effect is groot, de belasting echter ook.

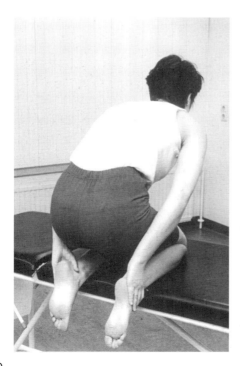 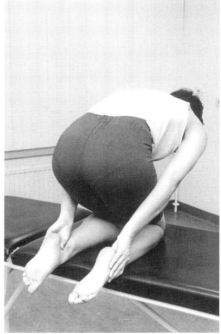

M O T O R I S C H E F A S E		
S T A N D A A R D	F E E D B A C K	BIJZONDERHEDEN
BEGINPOSITIE		
Knie-hielzit, waarbij de ge-lijknamige hand de hiel omvat.	Afhankelijk van de beper-king, rust het achterwerk al dan niet op de hielen.	Indien deze positie te pijn-lijk is, wordt de beginpositie aangenomen op de rand van bed of bank, zodanig dat de voeten net vrij over de rand hangen.
BEWEGINGSTRAJECT		
De hiel wordt in de onder-laag geduwd, waarbij de gelijknamige hand een loodrechte druk in de rich-ting van de onderlaag uit-oefent.	Toenemende spanning aan de voorzijde van de enkel is waarneembaar.	
EINDPOSITIE		
De bewegingsgrens is be-reikt als de voetrug maxi-maal aansluit op de onder-laag.	Er is een rekkende sensatie waarneembaar op de voet-rug of het scheenbeen. De afstand van de voetrug tot de onderlaag wordt be-paald.	Indien het eindgevoel waar-genomen wordt ter hoogte van de achillespees, dan is er sprake van compressie.
HERHALING		
Er wordt teruggekeerd naar de pijnvrije positie. De uit-gangshouding (knie-hielzit) wordt gehandhaafd. Het bewegingstraject wordt her-haald.		Er kan kramp ontstaan, mede in verband met af-knelling.

2 Dorsaalflexie: monoarticulaire flexoren (dorsale kapsel-band structuren)

C O G N I T I E V E   F A S E

DOELSTELLING/ZIN	UITVOERINGSWIJZE	BIJZONDERHEDEN
Doelstelling van deze oefening is de voet zover mogelijk voorwaarts te buigen (op te trekken). Deze beweging is belangrijk zowel bij het lopen, traplopen en springen, als ook tijdens het autorijden. **Demonstreer** deze functie met name tijdens het gaan.	Zit op een stevige onderlaag met de rug gesteund. Het linkerbeen ligt gestrekt op de onderlaag. De rechterknie wordt gebogen en beide handen omvatten de bal van de rechtervoet. De hiel blijft op de grond. De bal van de voet wordt zover mogelijk opgetrokken.	Deze oefening is een variant op het rekken van de musculus soleus. Hier is echter wel gekozen voor meer knieflexie.

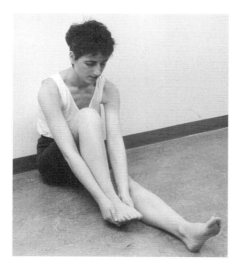
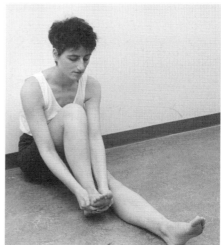

| M O T O R I S C H E   F A S E | | |
| STANDAARD | FEEDBACK | BIJZONDERHEDEN |

BEGINPOSITIE

Zit met de rug gesteund. De knie wordt zo ver gebogen, dat de handen de voet kunnen raken. Rechterknie en rechtervoet wijzen recht omhoog.		De mobiliserende kracht voor de dorsaalflexie kan in (schrede) stand sterk opgevoerd worden.

BEWEGINGSTRAJECT

De voet wordt met hulp van de handen omhoog getrokken en maakt daarbij een kwart cirkel met de hiel als middelpunt.		Indien er afweerspanning ontstaat door prikkeling van de voetzool, dient zuiver actief bewogen te worden.

EINDPOSITIE

De bewegingsgrens is bereikt indien de voet een hoek van minder dan 90 ° met het onderbeen maakt.	Er is een rekkende sensatie waarneembaar achter in de enkel of de achillespees. De hoek tussen voet en onderbeen wordt visueel vastgesteld.	Indien het eindgevoel waargenomen wordt aan de voorzijde van de enkel, is er sprake van compressie.

HERHALING

Terugkeren naar de pijnvrije positie met behoud van de oorspronkelijke uitgangshouding. Herhaling van het traject.		

Aantekeningen:

Mobiliseren van bi-articulaire spieren rondom het heup-, knie- en enkelgewricht

Inleiding

Bij het mobiliseren van bi-articulaire musculatuur worden hogere eisen gesteld aan de toepassing van de principes van lokalisatie en fixatie. Het betreft immers musculatuur die twee gewrichten overspant. Compensatie in een van de gewrichten ontstaat al gauw indien de instructie te wensen overlaat.Ten aanzien van het rekken en verlengen van spieren zijn verschillende technieken beschikbaar. Veel technieken zijn slechts uit te voeren met directe hulp van de fysiotherapeut. Gezien de doelstelling van dit boek, is er wederom gekozen voor actieve oefeningen die thuis, zonder hulp van de therapeut kunnen worden uitgevoerd.

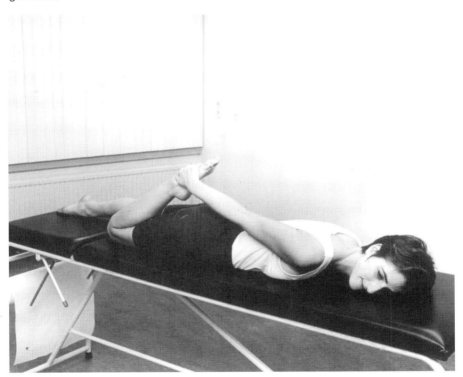

1 Bi-articulaire heup-flexoren / knie-extensoren: m. rectus femoris

COGNITIEVE FASE

DOELSTELLING/ZIN	UITVOERINGSWIJZE	BIJZONDERHEDEN
Doelstelling van de oefening is het rekken van de lange heupbuiger en kniestrekker. Voldoende lengte van deze spier is bijvoorbeeld niet alleen belangrijk bij het liggen op de buik met gebogen knieën, bij het aflopen van de trap, maar ook bij allerlei sporten zoals hardlopen, springen en voetballen. **Demonstreer** bovenstaande.	Buikligging op een stevige onderlaag met beide benen gestrekt naast elkaar. De rechterknie wordt gebogen, terwijl de rechterenkel met de gelijknamige hand omvat wordt. De enkel wordt naar de rechterbil getrokken.	Deze uitgangshouding is minder geschikt indien er sprake is van een (lokale) flexie-contractuur in de heup en/of een extensie-contractuur in de knie.

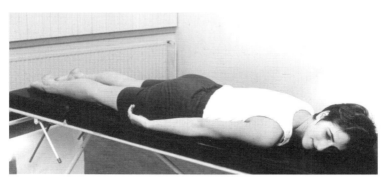

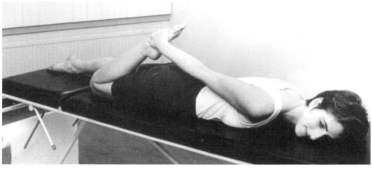

MOTORISCHE FASE		
STANDAARD	FEEDBACK	BIJZONDERHEDEN
BEGINPOSITIE		
Buikligging, volledig gestrekt. Exorotatie van beide benen dient voorkomen te worden.	Beide heupen dienen plat tegen de onderlaag gedrukt te (kunnen) worden.	Op het moment dat de rechterheup omhoog komt, dienen de bilspieren extra aangespannen te worden, zodat de afstand heup-onderlaag gehandhaafd blijft. Indien er een extensiebeperking in de heup is, dient deze eerst gemobiliseerd te worden, conform de standaard.
BEWEGINGSTRAJECT		
De rechterenkel wordt naar de rechterbil getrokken en maakt daarbij een halve cirkel met de knie als middelpunt.	Heupen en bovenbenen dienen in de beginpositie gehandhaafd te blijven. De bilspieren dienen aangespannen te blijven. Een licht rekkende sensatie in het bovenbeen kan reeds worden waargenomen.	Bij de uitvoering in buikligging neemt de lumbale lordose toe. Indien lordoseren pijnlijk is, dient de standaard te worden aangepast.
EINDPOSITIE		
De bewegingsgrens is bereikt wanneer er een matig rekkende sensatie ontstaat in het bovenbeen, zich uitstrekkend tot aan de knie.	Het eindgevoel wordt beschreven. De afstand tussen zitbeen en hielbeen dient te worden vastgesteld.	
HERHALING		
Terugkeren naar de pijnvrije positie met behoud van voorspanning. Herhaal het traject.	Beginpositie van romp, heupen en bovenbenen dient gehandhaafd te blijven.	

2 Bi-articulaire heup-extensoren / knie-flexoren: m. semimembranosus, m. semitendinosus, m. biceps femoris

C O G N I T I E V E   F A S E

DOELSTELLING/ZIN	UITVOERINGSWIJZE	BIJZONDERHEDEN
Doelstelling van deze oefening is het rekken van de spieren aan de achterzijde van het bovenbeen. Voldoende lengte van deze spieren is nodig bij het vooroverbuigen met gestrekte benen, bij langzit (zit met gestrekte benen) en bij hoogspringen. **Demonstreer** deze functies.	Zit op een stevige onderlaag met de linkerknie gebogen. De rechterknie ligt gestrekt op de onderlaag. De romp wordt naar voren gebracht waarbij de borst naar de rechterknie beweegt. Zo gauw de rechterknie omhoog komt, wordt deze actief in de onderlaag gedrukt, waarbij de afstand tussen borst en knie gelijk blijft	De oefening kan ook met twee benen tegelijk uitgevoerd worden. Bij een forse verkorting kan dan echter geen gebruik gemaakt worden van de massa van de romp.

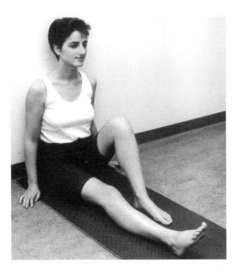
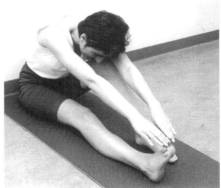

M O T O R I S C H E F A S E		
S T A N D A A R D	F E E D B A C K	B I J Z O N D E R H E D E N
BEGINPOSITIE		
Zit, met het rechterbeen ge-strekt, waarbij de tenen recht omhoog wijzen.	Er treedt reeds een rek-kend gevoel aan de achter-zijde van het bovenbeen op, indien het bekken in de middenstand gebracht wordt.	Indien men de semigroep wil accentueren, kan het been iets in exorotatie ge-legd worden. De biceps kan geaccentueerd worden door het been meer in en-dorotatie te leggen.
BEWEGINGSTRAJECT		
De borst beweegt naar de rechterknie. Tegelijkertijd reiken de vingers in de rich-ting van de tenen.	De rechterknie dient ge-strekt te blijven. Benadruk aanspanning van de m. quadriceps manueel. Het bekken dient enigszins voorwaarts te kantelen. Een rekkend gevoel aan de achterzijde van het boven-been wordt waargenomen.	Bij het voorwaarts bewegen van de romp ontstaat vaak een versterkte lumbale ky-fose, zeker in geval van sterke beperking. Indien dit, mede in verband met rug-klachten, ongewenst is, kies dan een andere uit-gangshouding.
EINDPOSITIE		
De bewegingsgrens is be-reikt indien een rekkend ge-voel ontstaat in de kniehol-te.	Het eindgevoel wordt om-schreven. De afstand van de vingers tot de tenen wordt vastgesteld.	Bij hypertone/verkorte lum-bale rugstrekkers, kunnen al eerder reksensaties in de rug waargenomen worden.
HERHALING		
Terugkeren naar de pijn-vrije positie met behoud van voorspanning, met name in het been. Herhaal het traject.	Gelet op het pijnlijke karak-ter van deze oefening en het grote aantal uitwijkmo-gelijkheden, dient mobili-teitswinst extra kritisch be-keken te worden.	

3 Bi-articulaire kniebuigers en voetstrekkers: m. gastrocnemius (m.soleus, mono-articulair)

C O G N I T I E V E   F A S E

DOELSTELLING/ZIN	UITVOERINGSWIJZE	BIJZONDERHEDEN
Doelstelling van de oefening is het rekken van de kuitspieren. Voldoende lengte van de kuitspieren is nodig ten behoeve van een juiste afzet tijdens het lopen en het springen. **Demonstreer** deze functies.	Zit op een mat of op de grond met de rug gesteund. Het linkerbeen wordt gebogen en enigszins opzij neergezet. Het rechterbeen wordt gestrekt voorwaarts neergelegd. Een stevige band of riem wordt om de bal van de voet gelegd. De bal van de voet wordt nu met behulp van de band in de richting van de buik getrokken, waarbij de knie gestrekt gehouden wordt.	Deze oefening kan ook uitstekend, maar dan in belaste vorm, in schredestand worden uitgevoerd. Men kan dan beter gebruik maken van de zwaartekracht en er wordt geen hinder ondervonden van een mogelijk lengte-tekort van de hamstrings.

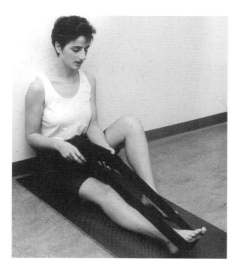
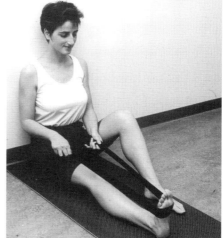

M O T O R I S C H E F A S E		
S T A N D A A R D	F E E D B A C K	BIJZONDERHEDEN
BEGINPOSITIE		
Zit, waarbij de band om de bal van de voet wordt geslagen. De knie ligt gestrekt. Exorotatie van het been dient voorkomen te worden.	De band dient zolang te zijn, dat de romp niet naar voren hoeft te buigen.	Indien men de musculus soleus apart wil rekken, dient de knie gebogen te blijven. Dat kan door een rolletje onder de knieholte te plaatsen.
BEWEGINGSTRAJECT		
De voet beweegt omhoog met de enkel als scharnier.	De knie dient volledig en actief gestrekt te blijven. Er ontstaat toenemende rek in de kuit.	
EINDPOSITIE		
De eindgrens is bereikt indien de voet recht omhoog wijst en er een rekkende sensatie waarneembaar is in de knieholte, kuit of achillespees.	Het eindgevoel wordt omschreven. De hoek tussen onderbeen en voet wordt bepaald.	Het rekgevoel is doorslaggevend. Alleen een verkleining van de hoek is dus onvoldoende!
HERHALING		
Terugkeren naar de pijnvrije positie met behoud van voorspanning in met name de knie. Herhaal het traject.		Te hard trekken aan de band kan reflectoir plantairflexie in de enkel en voet oproepen door prikkeling van de voetzool.

Aantekeningen:

2 Spierversterkende oefeningen

Inleiding

In de navolgende micro's wordt steeds het rechterbeen beschouwd als het te oefenen lichaamsdeel. Ten behoeve van een brede toepasbaarheid is gekozen voor onbelaste vormen van bewegen. Bij de beschrijving van de micro's spierversterken hebben wij ons bij de onderste extremiteiten overwegend beperkt tot standaarden ten behoeve van extensoren, abductoren en buikspieren. In de dagelijkse praktijk komen juist deze spiergroepen het meest frequent aan bod. In principe zijn wij hier uitgegaan van dynamische bewegingen omdat deze in het algemeen minder belastend zijn en omdat ze de patiënt meer (propriosensorische) informatie verschaffen. De micro's beschrijven de uitvoering van oefeningen wanneer de spierkracht tenminste 3 bedraagt.

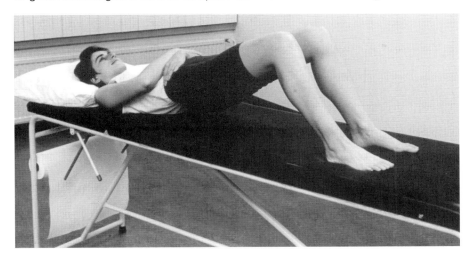

1   Spierversterken heupextensoren

C   O   G   N   I   T   I   E   V   E   F   A   S   E

DOELSTELLING/ZIN	UITVOERINGSWIJZE	BIJZONDERHEDEN
Doelstelling van de oefening is het vergroten van de kracht van de bilspieren. Krachtige bilspieren zijn nodig niet alleen om hoog te kunnen springen, bij het traplopen zonder hulp van de handen en bij het achterwaarts uitstappen, maar ook bij het (krachtig) ophouden van de ontlasting. **Demonstreer** deze functies met name tijdens het springen en tijdens het traplopen.	Rugligging met beide knieën 90° gebogen en de voeten plat op de onderlaag. Beide handen worden in de zij geplaatst en vervolgens worden beide heupen zo hoog geheven dat alleen de schouderbladen nog op de onderlaag liggen.	Wijs de ligging van de spierbuik en de aanhechting op het bot aan.

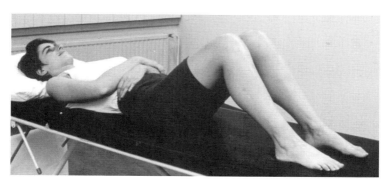

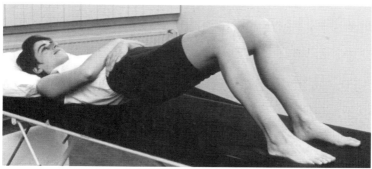

M O T O R I S C H E F A S E		
S T A N D A A R D	F E E D B A C K	B I J Z O N D E R H E D E N

BEGINPOSITIE

Ruglig op de oefenmat met de romp gestrekt. De knieën 90° gebogen en recht omhoog wijzend. De handen en de ellebogen mogen niet op de onderlaag rusten. Een opgerolde handdoek wordt tussen beide knieën geklemd.	De symmetrie van de algehele houding wordt benadrukt. De druk op beide voetzolen dient even hoog te zijn.	Als de oefening te licht is, kan deze eenzijdig worden uitgevoerd. Daarbij wordt de andere voet enkele centimeters van de onderlaag geheven. Uitvoering van de oefening geschiedt als hierboven. Benadruk de symmetrie van beide heupen tijdens het heffen!

BEWEGINGSTRAJECT

Beide heupen worden symmetrisch omhoog bewogen, waarbij de billen los komen van de onderlaag. Er dient op gelet te worden dat de adem niet ingehouden wordt.	Tijdens de uitvoeringen vooral aan het einde van de beweging worden de billen steeds sterker samengeknepen. De druk op de bal van de voet dient toe te nemen.	Door sterke verkorting kan kramp in de hamstringsgroep optreden.

EINDPOSITIE

Wanneer de eindpositie is bereikt, wordt er een licht rekgevoel waargenomen aan de voorzijde van beide bovenbenen.	De eindpositie is een positie waarbij de rug niet hol getrokken wordt. De romp dient in één lijn te liggen met de bovenbenen. De afstand van de billen tot de onderlaag wordt vastgesteld.	

HERHALING

Terugkeren naar de beginpositie en zo vaak herhalen tot spiervermoeidheid optreedt.	Er wordt gecontroleerd of het volledige bewegingstraject wordt uitgevoerd.	Kramp duidt op vermoeidheid. Onjuiste en onvolledige uitvoering van de beweging (bij juiste instructie!) duiden daar eveneens op.

2 Spierversterken buikspieren

COGNITIEVE FASE

DOELSTELLING/ZIN	UITVOERINGSWIJZE	BIJZONDERHEDEN
Doelstelling van de oefening is het versterken van de buikspieren. Krachtige buikspieren zijn van belang om het bekken tijdens het staan te stabiliseren, maar ook om de buikinhoud op zijn plaats te houden en om krachtig te kunnen hoesten of persen. **Demonstreer** deze functies.	Rugligging op de mat met de knieën gebogen en de voeten op de onderlaag. Hoofd en beide schouders-worden 30 cm. van de onderlaag geheven. Hierbij wordt de romp opgerold. De kin beweegt naar de borst, terwijl de blik op de navel gericht is.	Afhankelijk van de kracht, kunnen als verzwaring de beide handen in de nek gelegd worden, waarbij de ellebogen naar achteren blijven wijzen! Door de romp te bewegen wordt vooral het bovenste deel van de buikspieren geoefend.

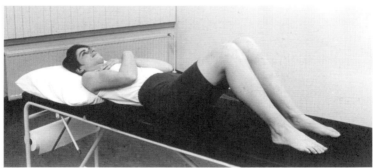

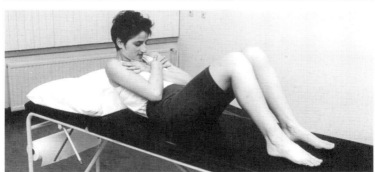

M O T O R I S C H E F A S E		
S T A N D A A R D	**F E E D B A C K**	**B I J Z O N D E R H E D E N**

BEGINPOSITIE

Rugligging met de knieën 90° gebogen en de voeten plat op de grond. Handen gekruist voor de borst.	De uitgangshouding dient symmetrisch te zijn waarbij de afstand oksel-heup beiderzijds gelijk dient te zijn. Beide voeten drukken losjes in de onderlaag.	Als de kracht ontoereikend is, worden de armen gestrekt, waarbij de vingers naar de knieën wijzen.

BEWEGINGSTRAJECT

De kin wordt naar de borst gebracht. Vervolgens worden achtereenvolgens het hoofd en de schouders van de onderlaag geheven.	De afstand van de neus tot de knieën moet zichtbaar korter worden. Het aanspannen van de buikspieren wordt zichtbaar en voelbaar waargenomen.	Wanneer in plaats van de rechte, de schuine buikspieren geoefend worden, beweegt één schouder naar de heterolaterale knie vanuit de standaard beginpositie.

EINDPOSITIE

De schouderbladen zijn beide vrij van de onderlaag.	Er komen huidreksensaties aan de rugzijde. De nek dient maximaal geanteflecteerd te zijn. De spanning in de buikspieren dient maximaal te zijn.	Er dient rustig doorgeademd te worden. Sterke anteflexie van de rug kan pijn in de LWK veroorzaken. Pas de oefening in dat geval aan.

HERHALING

Terugkeren naar de beginpositie waarbij eerst de schouders en als laatste het hoofd op de onderlaag gelegd worden. Zo vaak herhalen tot spiervermoeidheid optreedt.	Controleer of het volledige bewegingstraject wordt uitgevoerd.	

3 Spierversterken heupabductoren

COGNITIEVE FASE

DOELSTELLING/ZIN	UITVOERINGSWIJZE	BIJZONDERHEDEN
Doelstelling van deze oefening is het vergroten van de kracht van de spieren die het been zijwaarts bewegen. Krachtige spieren aan de zijkant van de heup zijn nodig om moeiteloos op één been te kunnen staan, om mank lopen te voorkomen en om zijwaarts te kunnen lopen. **Demonstreer** deze functies.	Zijligging op de mat met de aangedane zijde boven. Het hoofd gesteund door een kussen en de heterolaterale hand. Van belang is dat niet te ver naar voren of naar achteren wordt gerold. Vervolgens wordt het gestrekte been geheven, waarbij de tenen recht naar voren moeten blijven wijzen en de gelijknamige hand op de bekkenkam ligt, met de vingers op de spierbuik	Demonstreer deze oefening nauwkeurig, vanwege het vereiste coördinatie vermogen. Bedenk dat in een open keten wordt geoefend, terwijl de spier functioneel gezien overwegend in een gesloten keten actief is. Oefenen in een gesloten keten vormt echter (vaak) een te zware belasting!

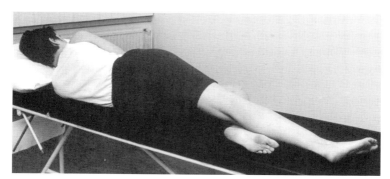

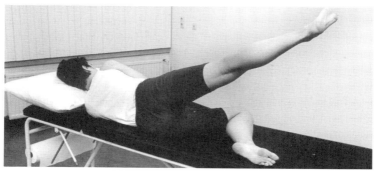

M O T O R I S C H E   F A S E

STANDAARD	FEEDBACK	BIJZONDERHEDEN

BEGINPOSITIE

Zijligging waarbij de bovenliggende heup en schouder naar boven wijzen. Het bovenliggende been ligt gestrekt en in het verlengde van de romp.

Van belang is dat de patiënt niet naar voren of naar achteren rolt. Het bovenlichaam wordt hierbij licht gestrekt. (Plaats eventueel een spiegel vóór de patiënt)

BEWEGINGSTRAJECT

Het gestrekte been wordt geheven, waarbij geen rotatie in de heup mag optreden.

Het bewegingstraject dient nauwkeurig met behulp van de spiegel gevolgd te worden. Tijdens het heffen dienen de vingers de spierbuik te voelen, direct onder de trochantor major.

Indien de lastarm bij deze uitvoering te zwaar is, pas dan de oefening aan.

EINDPOSITIE

Het been wordt tot maximaal 30° ten opzichte van de onderlaag geheven.

De eindpositie wordt visueel vastgesteld. Rotatie van het been dient voorkomen te worden.

HERHALING

Terugkeren naar de beginpositie. Herhalen tot spiervermoeidheid optreedt.

Ter verzwaring kan de beginpositie nu worden aangepast. Het been beweegt dan terug tot een positie waarbij de onderlaag net niet geraakt wordt.

4   Spierversterken heupexorotatoren

C O G N I T I E V E   F A S E

DOELSTELLING/ZIN	UITVOERINGSWIJZE	BIJZONDERHEDEN
Doelstelling van deze oefening is het vergroten van de kracht van de spieren aan de achterzijde van de heup, die er voor zorgen dat het been naar buiten gedraaid kan worden. Deze spieren zijn vooral nodig bij het stabiliseren van het bekken tijdens het gaan en staan. **Demonstreer** deze functie met name tijdens het gaan.	Zijligging op de niet-aangedane heup. Het onderliggende been is gestrekt en het bovenliggende been is gebogen. De knie van dit been beweegt nu schuin naar boven.	De oefening wordt hier in een open keten en geïsoleerd uitgevoerd. Onder normale condities zijn de exorotatoren echter met name actief tijdens het gaan en staan, waarbij tegelijkertijd abductoren en extensoren van de heup werkzaam zijn. Gelet op het feit dat er in de heup echter spieren zijn met specifieke exorotatiefunctie, is deze oefening toch opgenomen.

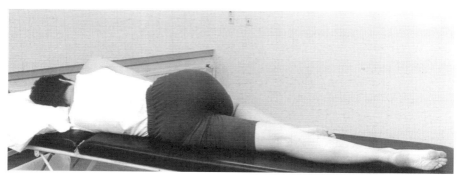

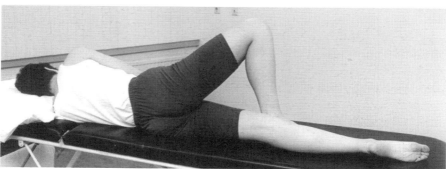

M O T O R I S C H E F A S E		
S T A N D A A R D	F E E D B A C K	B I J Z O N D E R H E D E N
BEGINPOSITIE		
Zijligging met het hoofd gesteund, zodat de nek in het verlengde van de rug ligt.		
BEWEGINGSTRAJECT		
De bovenliggende knie wordt geheven, zonder dat de voet van de onderlaagkomt.	De afstand tussen de knieën wordt zichtbaar groter. De bekkenkam dient niet naar achteren mee te draaien!	Indien de oefening te licht is, kan extra weerstand worden verkregen door de gelijknamige hand op de zijkant van de knie te leggen en tegendruk te geven.
EINDPOSITIE		
De bovenliggende knie dient recht boven de andere knie te komen.	De afstand tussen de knieën dient zo groot mogelijk te worden, echter zonder dat de romp daarbij roteert.	
HERHALING		
Terugkeren naar de beginpositie met behoud van voorspanning in de romp. Herhalen tot vermoeidheid in de spiergroep optreedt.	Zeker wanneer met extra weerstand wordt gewerkt, dient erop gelet te worden dat het volledige traject wordt uitgevoerd, zonder rotatie van de romp.	

5 Spierversterken knie-extensoren

COGNITIEVE FASE

DOELSTELLING/ZIN	UITVOERINGSWIJZE	BIJZONDERHEDEN
Doelstelling van de oefening is het versterken van de knie strekker (aan de voorzijde van het bovenbeen). Krachtige kniestrekkers zijn nodig om vanuit hurkzit tot stand te komen, bij het traplopen of bij het (hard) trappen tegen een bal. **Demonstreer** deze functies.	Zit op de rand van de tafel met de bovenbenen gesteund en de onderbenen vrij hangend. Het bovenlichaam helt licht achterover en steunt op beide handen, waarbij de vingers naar achteren dienen te wijzen. De knie wordt nu volledig gestrekt met de voet opgetrokken.	Indien de oefening te licht is, wordt een zandzakje op de enkel gelegd. De spier wordt hier geoefend in een open keten, terwijl deze functioneel gezien meestal in een gesloten keten actief is. Vanwege het niveau van belasten is gekozen voor de open keten.

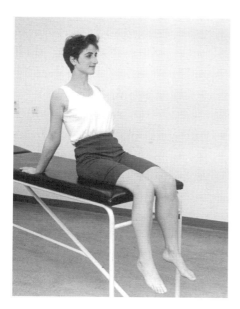 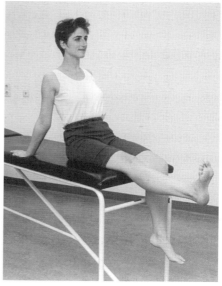

| M O T O R I S C H E   F A S E | | |
S T A N D A A R D	F E E D B A C K	B I J Z O N D E R H E D E N
BEGINPOSITIE		
Zit op de rand van de bank waarbij met name de positie van bekken, romp en schoudergordel zorgvuldig dient te worden ingesteld.	De ellebogen worden gestrekt gehouden. De beginpositie dient visueel, met behulp van een spiegel gecontroleerd te worden.	
BEWEGINGSTRAJECT		
De knie wordt nu volledig gestrekt, waarbij tegelijkertijd de enkel dorsaal flecteert.	Ellebogen en handen worden zo gehouden als in de beginpositie is aangegeven. De positie van de romp dient onveranderd te blijven, waarbij erop gelet moet worden dat de buik niet ingetrokken wordt. Direct boven de knie wordt het aanspannen van de spier gevoeld.	Het grootste effect treedt op in de laatste 10-20 ° van de extensie van de knie. Dit moet worden benadrukt. Hypertonie van de hamstrings werkt remmend.
EINDPOSITIE		
Deze positie wordt bereikt als de knie volledig is gestrekt.		Indien hypertonie en/of lengte van de hamstrings remmend werkt, dient het bovenlichaam iets verder achterover gebracht te worden.
HERHALING		
Terugkeren naar de beginpositie, met behoud van voorspanning in de romp. Herhalen tot vermoeidheid in de spiergroep optreedt.	Spiervermoeidheid zal hoofdzakelijk in het gebied van de vastus medialis optreden.	

6 Spierversterken knie-flexoren

C O G N I T I E V E   F A S E

DOELSTELLING/ZIN	UITVOERINGSWIJZE	BIJZONDERHEDEN
Doelstelling van de oefening is het versterken van de spieren aan de achterzijde van het bovenbeen. De kniebuigers zijn voornamelijk van belang voor het stabiliseren van de knie tijdens het buigen en strekken, bijvoorbeeld tijdens het staan op één been en tijdens de afzetfase bij de sprint. **Demonstreer** deze functies.	Rugligging met beide knieën gestrekt. Met behoud van druk wordt de hak naar het zitbeen getrokken.	Door exorotatie, respectievelijk endorotatie van het onderbeen te vragen, ligt het accent van de oefening meer op de laterale, respectievelijk mediale bundels van de hamstrings.

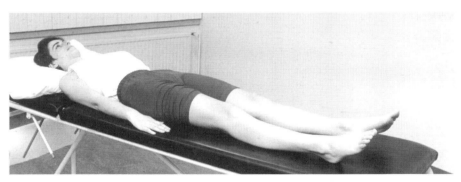

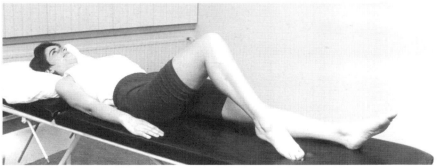

M O T O R I S C H E F A S E		
S T A N D A A R D	F E E D B A C K	B I J Z O N D E R H E D E N
BEGINPOSITIE		
Rugligging, met lichtge-strekte wervelkolom, waar-bij de schouders "breed" gemaakt worden.	Beide schouders dienen in de onderlaag gedrukt te worden. Het bekken is licht achterovergekanteld met aangespannen buikspieren.	
BEWEGINGSTRAJECT		
De voet beweegt naar het zitbeen, waarbij de tenen geklauwd worden.	Vanaf het moment van inzet dienen de pezen in de knieholte gevoeld te wor-den. Er dient voor gewaakt te worden dat de symmetri-sche beginpositie van de romp gewaarborgd blijft.	Extra weerstand wordt ver-kregen door een stevige matras als onderlaag te nemen.
EINDPOSITIE		
Deze positie wordt bereikt als het onderbeen verticaal staat.		Verder bewegen is onno-dig, aangezien dan de aan-grijpingshoek van de spier-groep op de insertie te on-gunstig wordt.
HERHALING		
Terugkeren naar de begin-positie, met behoud van voorspanning in met name de romp. Herhalen tot spiervermoeidheid op-treedt.		

7 Spierversterken kuitspieren

C O G N I T I E V E F A S E

DOELSTELLING/ZIN	UITVOERINGSWIJZE	BIJZONDERHEDEN
Doelstelling van de oefening is het versterken van de kracht van de kuitspieren Sterke kuitspieren zijn niet alleen nodig voor het springen, waarbij het afzetten en landen via de bal van de voet verloopt en bij het lopen tegen een schuine helling, maar ook tijdens de afzetfase bij het gaan en het sprinten. **Demonstreer** deze functies.	Rugligging met de voet plat tegen de bedrand of de muur. Vervolgens wordt het lichaam over de onderlaag naar achteren geduwd, door met de (voor)voet tegen de bedrand of de muur af te zetten.	De mate van extensie in de knie in de beginpositie, bepaalt welke spiergroep van de kuit actief is.

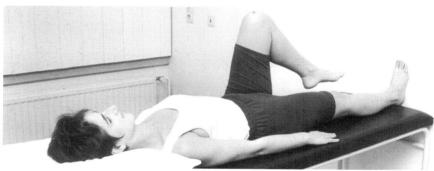

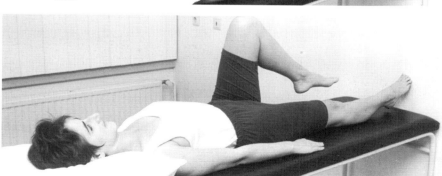

M O T O R I S C H E F A S E		
S T A N D A A R D	F E E D B A C K	B I J Z O N D E R H E D E N

BEGINPOSITIE

Rugligging met de voet plat tegen de muur. Het andere been wordt opgetrokken, waarbij de voet in principe niet op de onderlaag rust.	De positie van de romp en het bekken dient symmetrisch te zijn. Het zijwaartsbuigen van de romp dient dus absoluut voorkomen te worden. De schouders worden breed gemaakt en licht in de onderlaag geduwd.	De oefening kan met gestrekte en lichtgebogen knie worden uitgevoerd, zodat respectievelijk de m. gastrocnemius en de m. soleus extra gestimuleerd worden. Bedenk dat met gebogen knieën andere spiergroepen de beweging ondersteunen!

BEWEGINGSTRAJECT

Het gehele lichaam wordt nu omhoog geduwd over de onderlaag. In principe dient de geleverde kracht alleen uit de kuit afkomstig te zijn, met uitzondering van enige activiteit van spieren in de voetzool.	Er is een duidelijk voelbare spanningstoename in de kuiten, vanaf de start van het traject.	Indien de belasting te hoog is, kan begonnen worden met omhoogduwen met behulp van beide voeten.

EINDPOSITIE

Deze is bereikt als alleen de tenen nog contact hebben met de achterwand. Het lichaam dient ongeveer 10 cm. omhoog geschoven te zijn.		

HERHALING

Terugkeren naar de beginpositie. Herhalen tot spiervermoeidheid optreedt.		

Aantekeningen:

3 Niet geïsoleerde bewegingen ter vergroting van mobiliteit en/of spierkracht

Inleiding

Nu volgen een drietal voorbeelden van niet geïsoleerde bewegingsvormen die in meer of mindere mate inpasbaar zijn binnen de activiteiten van het dagelijkse leven. Van het belang van deze oefenvormen, zul je na het doornemen van de studie-opdrachten voldoende overtuigd zijn. Gelet op het feit dat er in dit kader een enorm aantal verschillende bewegingsvormen mogelijk zijn, is gekozen voor een beperkt aantal voorbeelden die én illustratief zijn én frequent kunnen voorkomen tijdens dagelijkse activiteiten. De rubriek "herhaling" uit het protocol is hier niet opgenomen. Uiteraard speelt herhaling wel degelijk een rol waar het bijvoorbeeld gaat om het verkrijgen van spierversterkende effecten. Echter de vermelde oefenvormen dienen in de praktijk opgenomen te worden in het dagelijkse handelen, waarbij de frequentie van de uitvoering individueel bepaald wordt door de aard van de handelingen en de mogelijkheden in de werk- en/of thuissituatie.

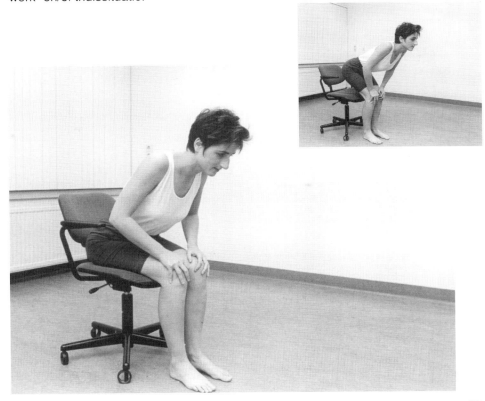

1 Gaan zitten/staan

C O G N I T I E V E F A S E

DOELSTELLING/ZIN	UITVOERINGSWIJZE	BIJZONDERHEDEN
Doelstelling van deze oefening is om de herwonnen mobiliteit en spierkracht in de heup optimaal te benutten tijdens het opkomen uit, en gaan zitten in, een stoel. **Demonstreer** deze handelingen.	I. Vanuit zit naar stand. Er wordt plaats genomen in de stoel met het zitvlak tegen de leuning. De romp wordt voorovergebogen, waarbij de handen op de knieën worden geplaatst. Tijdens het gaan staan zetten de handen op de knieën af, waarbij recht naar voren wordt gekeken. II. Vanuit stand naar zit. De romp wordt voorover gebogen en de handen worden op de knieën geplaatst. Vervolgens worden heupen en knieën verder gebogen tot het zitvlak de stoel raakt.	Om het mobiliserend en/of spierversterkend effect te vergroten, kunnen de handelingen worden uitgevoerd op dezelfde wijze, waarbij echter alleen het aangedane been wordt belast. Tijdens de uitvoering is het dan wel van belang dat dit been volledig wordt belast.

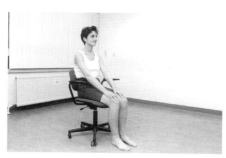
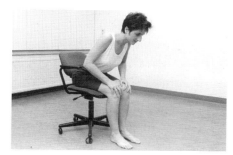
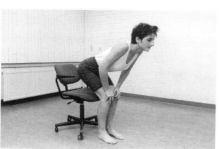
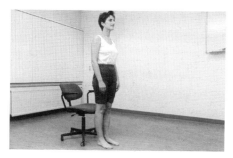

M O T O R I S C H E   F A S E

S T A N D A A R D	F E E D B A C K	B I J Z O N D E R H E D E N
BEGINPOSITIE		
I. Er wordt plaatsgenomen in een (lage) stoel. De romp is gestrekt en heupen en knieën zijn 90° gebogen. Beide voeten steunen op de grond. II. Stand met de rug naar de stoel toe.		Het mobiliserend en spierversterkend effect worden groter naar mate gebruik gemaakt wordt van een lagere stoel. Hetzelfde effect wordt bereikt indien verder achter in de stoel wordt plaatsgenomen.
BEWEGINGSTRAJECT		
De beweging wordt ingezet met flexie van het hoofd. Het bovenlichaam wordt gebogen tot boven de knieën. I. Tijdens het tot stand komen wordt extensie van de nek en vervolgens van de romp uitgevoerd. II. Tijdens het gaan zitten worden de knieën zo ver geflecteerd tot het zitvlak de stoel raakt.	Met behulp van een spiegel wordt de uitvoering van het bewegingstraject visueel gecontroleerd. Bij juiste uitvoering wordt in eerste instantie enige druk in de lies waargenomen, vervolgens wordt toenemende druk in beide bovenbenen en de voetzolen gevoeld.	Indien de gewenste uitvoering a-symmetrisch, dus opkomend over één been, dient te verlopen, moet gestart worden met gewichtsverplaatsing (homolaterale verlenging van de romp).
EINDPOSITIE		
Het resultaat van de transfer is een correct uitgevoerde Vorlage.		Indien de belasting tijdens de uitvoering van het traject van zit naar stand te zwaar blijkt, kan in eerste instantie gekozen worden voor het correct uitvoeren van het bewegingstraject van stand naar zit. In verband met het excentrische karakter van de benodigde spierarbeid, is dit wat minder belastend.

101

2 Trappenlopen

COGNITIEVE FASE

DOELSTELLING/ZIN	UITVOERINGSWIJZE	BIJZONDERHEDEN
Doelstelling van deze oefening is om de herwonnen mobiliteit en spierkracht in de heup optimaal te benutten tijdens het trap op- en trap aflopen. Hier is veel kracht van de been- en heupspieren voor nodig. Daarnaast wordt het buigen en het strekken van de heup geoefend. **Demonstreer** deze handelingen.	I. Bij het trap oplopen wordt de bal van de voet van het aangedane been op de volgende trede gezet en vervolgens worden knie en heup van dat been gestrekt. Hierbij dienen beide heupen tegelijkertijd naar voren en naar boven te bewegen. Het hoofd dient niet voorovergebogen te worden tijdens de uitvoering van de beweging. De vingers van de hand liggen hierbij losjes op de leuning, maar niet verder dan een halve meter voor het lichaam. II. Bij het trap aflopen wordt de bal van de voet van het niet-aangedane been naar de volgende trede gebracht, terwijl het aangedane (stand)been buigt in knie en heup. Bij het trap aflopen wordt eerst het niet aangedane been verplaatst.	

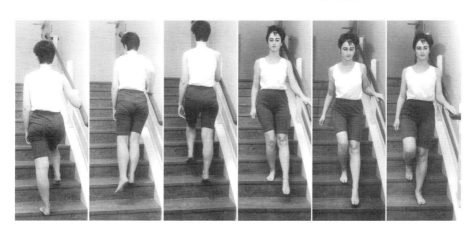

MOTORISCHE FASE

STANDAARD	FEEDBACK	BIJZONDERHEDEN
BEGINPOSITIE		
Er wordt plaatsgenomen voor de trap met gestrekt lichaam.		
BEWEGINGSTRAJECT		
I. De voet van het aangedane been wordt op de eerste trede geplaatst. Vervolgens wordt het lichaamsgewicht boven dit been gebracht en wordt hetzelfde been gestrekt in de knie en de heup. II. Het lichaamsgewicht wordt op het aangedane been gebracht, waarna de andere voet op de volgende trede wordt gezet. Heup en knie van het aangedane (stand)been worden excentrisch gebogen.	Beide heupen dienen naar voren te blijven wijzen. Bij juiste uitvoering wordt druk op de bal van de voet, het bovenbeen en de knie van het aangedane been waargenomen. Er zal naast vermoeidheid in de heupregio, zeker ook vermoeidheid in de voorkant van het bovenbeen ontstaan.	Indien de belasting tijdens de uitvoering van het traject te hoog is, kunnen beide handen de beweging ondersteunen.
EINDPOSITIE		
Het niet aangedane, respectievelijk het aangedane been wordt bijgeplaatst. De uitgangshouding wordt vergeleken met de beginpositie.		

3 Springen

COGNITIEVE FASE

DOELSTELLING/ZIN	UITVOERINGSWIJZE	BIJZONDERHEDEN
Doelstelling van deze oefening is om de herwonnen mobiliteit en spierkracht in de heup optimaal te benutten tijdens het springen. Bij het springen wordt vooral kracht aangesproken, zeker als zo hoog mogelijk gesprongen wordt. Bij het afzetten wordt bovendien het strekken van heup en knie geoefend.	Bij het springen dient met twee voeten afgezet te worden. Bij het landen dient eerst de bal van de voet de grond te raken. Bij het afzetten worden eerst de knieën gebogen en vervolgens gestrekt, waarbij de tenen als laatste de grond verlaten.	Wanneer het (spierversterkend) effect vergroot moet worden, kan men kiezen voor afzetten op één voet. Hierbij moet het lichaamsgewicht eerst boven het standbeen gebracht worden.

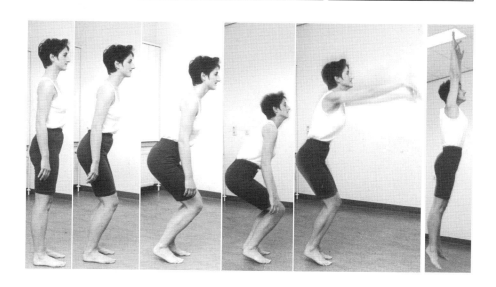

M O T O R I S C H E   F A S E

S T A N D A A R D	F E E D B A C K	B I J Z O N D E R H E D E N

BEGINPOSITIE

Indien met twee voeten wordt afgezet, wordt een symmetrische stand ingenomen.

BEWEGINGSTRAJECT

De beweging wordt ingezet door de knieën losjes te buigen en vervolgens af te zetten op de voorvoet. De armen zwaaien naar voren. De bilspieren worden aangespannen, zodat beide heupen eveneens naar voren bewegen.	Bij juiste uitvoering wordt druk op de bovenbenen en de kuit ervaren. Bij een juiste afzet en landing voelt de patiënt de tenen dorsaalflecteren.	Door angst en/of gebrek aan coördinatie bestaat de neiging om alleen de voeten op te tillen, zonder dat het lichaam ver van de grond komt. Vaak heeft de patiënt de neiging plat op de voeten te landen. Dit beperkt echter de gewenste extensieopbouw.

EINDPOSITIE

Het lichaam komt volledig gestrekt, los van de onderlaag.	Om de bereikte hoogte vast te stellen, wordt een spiegel gebruikt.

Geraadpleegde literatuur

1   E.M. Sluijs, Therapietrouw van de patiënt en kwaliteit van voorlichting in de fysiotherapie. Jaarboek Fysiotherapie: B. van Cranenburgh et al (red), Bohn, Scheltema & Holkema, Utrecht/Antwerpen 1991, pag. 64-80.

2   E.M. Sluijs, J.J. Knibbe, Patiënt compliance with exercises: different theoretical approaches to short-term and long-term compliance. Patiënt Education and Counseling, 17, 1991, 3, pag. 191-204.

3   G. Lang en H. van der Molen, Psychologische gespreksvoering, Nelissen, Baarn 1991.

4   P. Biermans, De fysiotherapeut-patiënt relatie: een gevecht om de macht?, interne publicatie, Nijmegen 1990.

5   A. Vrolijk, Gesprekstechniek, Bohn Stafleu Van Loghum, Houten 1991.

6   R. Grol (red). Huisarts en somatische fixatie, Bohn, Scheltema en Holkema, Utrecht/Antwerpen 1983.

7   T. Oostveen, N.K. de Vries, Gedragsdeterminanten, Gezondheidsvoorlichting en -Opvoeding, V. Damoiseaux (red.), Van Gorcum, Assen/Maastricht 1987, pag. 32-53.

8   Th. Mulder, W. Hulstijn: Theorieën over bewegingsbesturing en hun relevantie voor de praktijk. Jaarboek Fysiotherapie: B. van Cranenburgh et al (red), Bohn, Scheltema & Holkema, Utrecht/Antwerpen 1987, pag. 288-314.

9   Th. Mulder, Current ideas on motor control and learning: implications for therapy. In L. Ellis (Ed.) Spinal cord injuries, Oxford University press, Oxford 1992, pag. 187-210.

10 Th. Mulder, J. Lambeck, De effecten van verwachting en instructie bij fysiotherapie, Ned. T. Fysiotherapie vol. 97, no. 9, september 1987, pag. 214-217.

11 P. Biermans, Gevorderde communicatieve vaardigheden, interne publicatie, Nijmegen 1993.

12 P. Biermans, M. Maas, H. van Enck, Werkboek "De fysiotherapeutische anamnese", Transferpunt Vaardigheidsonderwijs, Maastricht 1993, pag. 7-14.

Aantekeningen:

Aantekeningen:

Aantekeningen:

Aantekeningen:

Aantekeningen:

Aantekeningen: